中国高校医疗保障人才培养与师资队伍建设

代宝珍 著

江苏省教育科学规划重点课题（B/2023/01/42）

科学出版社

北 京

内 容 简 介

高等院校不仅是培养医疗保障专业人才的摇篮，也是推进我国医疗保障事业深化改革的重要智力支撑。本专著系统性梳理了我国高校医疗保障人才培养现状以及医疗保障师资队伍建设的成效和存在的问题，并有针对性地提出完善我国医疗保障师资队伍建设的政策建议。

本专著采用的研究方法科学、规范，论述深入浅出，语句通俗易懂、可读性强，既可以供医疗保障与公共政策、高校服务与管理、高等教育研究等领域的教师、专家学者参考，又可以为广大高校管理人员深入推进和完善医疗保障专业改革及其师资队伍建设方案提供实践指引，也可以为教育部门进一步完善我国高等教育医疗保障专业人才培养体系和相关政策提供决策依据。

图书在版编目（CIP）数据

中国高校医疗保障人才培养与师资队伍建设 / 代宝珍著. —北京：科学出版社，2024.2

ISBN 978-7-03-074129-5

Ⅰ. ①中… Ⅱ. ①代… Ⅲ. ①高等学校-医疗保障-人才培养-研究-中国 ②高等学校-医疗保障-师资队伍建设-研究-中国 Ⅳ. ①R197.1 ②G645.12

中国版本图书馆 CIP 数据核字（2022）第 233913 号

责任编辑：王丹妮 / 责任校对：姜丽策
责任印制：张　伟 / 封面设计：有道设计

科 学 出 版 社 出版
北京东黄城根北街 16 号
邮政编码：100717
http://www.sciencep.com

北京中科印刷有限公司印刷
科学出版社发行　各地新华书店经销

*

2024 年 2 月第 一 版　开本：720 × 1000　1/16
2024 年 2 月第一次印刷　印张：15 3/4
字数：320 000

定价：168.00 元
（如有印装质量问题，我社负责调换）

作者简介

　　代宝珍，博士，东南大学教授、博士生导师，国家社会科学基金重大项目首席专家，江苏省"333高层次人才培养工程"培养对象，江苏省"六大人才高峰"高层次人才，主持国家社会科学基金重大项目、国家自然科学基金面上项目、国家自然科学基金青年项目、江苏省教育科学规划重点课题、江苏省社科基金重点项目/社科联重大课题、中国博士后科学基金特别资助、中国博士后科学基金一等资助、江苏省"六大人才高峰"第十一批高层次人才选拔培养资助项目、国家医疗保障局重点项目、全国统计科学研究计划项目、江苏省博士后科研资助计划等科研项目，发表论文近70篇、咨政2篇，出版专著3本。主持完成的国家自然科学基金青年项目结题绩效评估获"特优"，成果获江苏省人力资源社会保障优秀科研成果一等奖、江苏省教育教学与研究成果奖（研究类）二等奖、江苏省哲学社会科学优秀成果奖三等奖、江苏省教学成果奖二等奖等。研究成果被 *CHINA DAILY*（中国日报）、《商业周刊》（美国）、《参考消息》等多家国内外权威媒体报道。

前　　言

我国已建成全世界最大、覆盖我国全体居民的基本医疗保障网，为缓解群众看病难、看病贵，增进民生福祉，维护社会和谐稳定发挥了重要作用。我国已经形成了以基本医疗保险制度为主体，以各种形式的补充医疗保险为补充，以医疗救助为托底的多层次医疗保障体系。截至 2021 年底，全国参加基本医疗保险的人数为 136 297 万人，参保率稳定在 95% 以上。

医疗保障事业改革发展离不开医疗保障专业人才。医疗保障专业人力资源是能够推动、促进和实现医疗保障资源优化配置的特殊资源。专业扎实、经验丰富的标准化医疗保障专业人才队伍对于推动我国医疗保障体系深化改革、积极应对可持续发展中的问题与挑战，有着不可替代的重要作用。"十四五"时期是全面建设社会主义现代化国家新征程的起步期，也是医疗保障事业改革发展的机遇期，进一步完善高校医疗保障专业师资队伍建设以提高医疗保障专业人才培养质量是我国医疗保障事业实现高质量发展的重要保障。

高等教育是我国培养标准化医疗保障专业人才队伍的重要摇篮，普通高等学校是培养标准化医疗保障专业人才队伍的重要基地，也是医疗保障专业人才储备的重要来源，是医疗保障专业人才队伍建设的重要保证，也是进一步推进我国医疗保障事业深化改革的重要智力支撑。积极发挥普通高等学校人才培养职能，大力培养符合医疗保障改革发展需求的各类型、各层次的医疗保障专业人才，优化医疗保障从业人员知识结构，培养造就一支专业扎实、经验丰富的标准化医疗保障专业人才队伍，是当前具有战略性的紧迫任务。

高等院校的医疗保障专业人才培养质量与医疗保障专业师资队伍建设息息相关。高素质高水平的医疗保障专业师资队伍是确保医疗保障专业人才培养质量的关键，也是医疗保障专业人才培养实现跨越式发展的关键要素。新时期医疗保障专业人才培养、专业和学科建设、科研创新等都离不开高素质高水平的医疗保障专业师资队伍，建设一支高素质高水平的医疗保障专业师资队伍对于提高医疗保障专业人才培养质量、优化医疗保障从业人员知识结构、推进医疗保障专业和学科的标准化建设水平等非常重要。

医疗保障一流人才的培养离不开一流的教师，医疗保障一流专业和一流学科的建设离不开一流的医疗保障专业师资队伍。医疗保障专业师资队伍建设是高质量完成医疗保障专业人才培养的关键环节和重要前提。深入研究我国普通高等学校医疗保障本科专业人才培养现状，剖析我国普通高等学校医疗保障专业师资队伍建设取得的成效和存在的问题，分析产生问题的原因并提出有针对性的政策建议，对于加强医疗保障专业师资队伍建设、培养高素质医疗保障专业人才、推动医疗保障专业和学科发展、进一步完善我国医疗保障制度尤为重要而且十分紧迫。

　　本书系统性回顾了我国医疗保障制度改革历程和我国高等院校医疗保障专业人才培养实践，梳理了近年来我国医疗保障专业师资队伍建设的相关文件，基于人力资源管理、教师专业化发展和教师一体化等相关理论，梳理了我国高等院校医疗保障专业人才培养的基本情况与专业建设现状，以及医疗保障专业教师数量与结构、培训与考核、薪酬与晋升、师德师风、教学与科研情况、职业认同感和倦怠感等的基本情况及其影响因素，剖析了我国医疗保障专业师资队伍建设已经取得的成就和存在的问题，并有针对性地提出了完善我国医疗保障专业师资队伍建设的政策建议，旨在为相关部门科学决策提供参考信息和依据。

　　本书分为十章。第 1 章主要介绍本著作的研究背景、研究目的、研究意义、研究方法。第 2 章梳理了我国现代高等教育发展概况、高校医疗保障专业人才培养实践、医疗保障专业师资队伍建设研究进展。第 3 章简要回顾了我国医疗保障制度改革历程。第 4 章和第 5 章分别介绍了我国医疗保障专业开设情况和专业建设情况。第 6 章、第 7 章和第 8 章分别深入剖析了我国高校医疗保障专业师资队伍建设内容、建设情况及影响因素。第 9 章分析了医疗保障专业教师职业认同感和倦怠感。第 10 章剖析了我国医疗保障专业师资队伍建设成效及问题并提出了有针对性的政策建议，梳理了教育部高校教师队伍建设的基本要求和新时期我国医疗保障专业人才培养需求，并对我国医疗保障专业师资队伍建设进行了展望。

目　　录

第1章 绪 论

1.1 研究背景

医疗保障制度已经成为我国现代社会保障制度体系中的重要制度安排。我国建立了世界上规模最大的基本医疗保障网。截至 2020 年，我国基本医疗保险参保人数达 136 131 万人，参保率稳定在 95%以上[1]；截至 2021 年底，全国基本医疗保险参保人数增至 136 297 万人，参保率稳定在 95%以上[2]。当前，我国已经形成以基本医疗保险制度为主体，以商业健康保险、职工互助医疗和医疗慈善服务等为补充，以医疗救助为托底的多层次医疗保障体系。我国社会主要矛盾已经转化为人民日益增长的美好生活需要和不平衡不充分的发展之间的矛盾。这要求新时代医疗保障制度抓住历史机遇，实现高质量发展。历经 70 余年的改革与发展，我国医疗保障制度进入了快速发展与渐趋完善的新时期。

2009 年，中共中央、国务院在《关于深化医药卫生体制改革的意见》中指出"加快建立和完善以基本医疗保障为主体，其他多种形式补充医疗保险和商业健康保险为补充，覆盖城乡居民的多层次医疗保障体系""建设覆盖城乡居民的公共卫生服务体系、医疗服务体系、医疗保障体系、药品供应保障体系，形成四位一体的基本医疗卫生制度"，同时指出"完善政府对基本医疗保障的投入机制""政府提供必要的资金支持新型农村合作医疗、城镇居民基本医疗保险、城镇职工基本医疗保险和城乡医疗救助制度的建立和完善"[3]。

2018 年 3 月，中共中央印发的《深化党和国家机构改革方案》中指出，"医疗保险制度对于保障人民群众就医需求、减轻医药费用负担、提高健康水平有着重要作用。为完善统一的城乡居民基本医疗保险制度和大病保险制度，不断提高医疗保障水平，确保医保资金合理使用、安全可控，推进医疗、医保、医药'三医联动'改革，更好保障病有所医，将人力资源和社会保障部的城镇职工和城镇居民基本医疗保险、生育保险职责，国家卫生和计划生育委员会的新型农村合作医疗职责，国家发展和改革委员会的药品和医疗服务价格管理职责，民政部的医疗救助职责整合，组建国家医疗保障局，作为国务院直属机构"，国家医疗保障局的主要职责是"拟订医疗保险、生育保险、医疗救助等医疗保障制度的政策、规划、标准并组织实施，监督管理相关医疗保障基金，完善国家异地就医管理和费用结算平台，组织制定和调整药品、医疗服务价格和收费标准，制定药品和医用耗材的招标采购政策并监督实施，监督管理纳入医保支出范围内的医疗服务行为和医疗费用等"[4]。

随着基本医疗保障制度的参保人数持续增加、医疗保险基金收支规模不断扩大，我国医疗保障体系可持续发展仍面临诸多问题与挑战。2018年5月31日，国家医疗保障局正式挂牌成立。国家医疗保障局在医疗保障制度设计、标准化建设、科学控费、打击欺诈骗保等方面已经取得重大进展，推进了医疗、医保、医药"三医联动"改革，更好地保障了人民群众的就医需求，有效地减轻了人民群众的医药费用负担。为深入贯彻党的十九大关于全面建立中国特色医疗保障制度的决策部署，着力解决医疗保障发展不平衡不充分的问题，中共中央、国务院于2020年2月25日发布了《关于深化医疗保障制度改革的意见》，指出指导思想是"以习近平新时代中国特色社会主义思想为指导，全面贯彻党的十九大和十九届二中、三中、四中全会精神，坚持以人民健康为中心，加快建成覆盖全民、城乡统筹、权责清晰、保障适度、可持续的多层次医疗保障体系，通过统一制度、完善政策、健全机制、提升服务，增强医疗保障的公平性、协调性，发挥医保基金战略性购买作用，推进医疗保障和医药服务高质量协同发展，促进健康中国战略实施，使人民群众有更多获得感、幸福感、安全感"，提出改革发展目标是"到2025年，医疗保障制度更加成熟定型，基本完成待遇保障、筹资运行、医保支付、基金监管等重要机制和医药服务供给、医保管理服务等关键领域的改革任务。到2030年，全面建成以基本医疗保险为主体，医疗救助为托底，补充医疗保险、商业健康保险、慈善捐赠、医疗互助共同发展的医疗保障制度体系，待遇保障公平适度，基金运行稳健持续，管理服务优化便捷，医保治理现代化水平显著提升，实现更好保障病有所医的目标"[5]。

近年来，我国在医保信息化标准化建设、医保支付方式改革、医保基金监管、医疗保障法治化建设等方面的改革不断深化，陆续出台了相应的改革举措。2019年6月，《国家医疗保障局关于印发医疗保障标准化工作指导意见的通知》（医保发〔2019〕39号）提出的主要目标为"建立国家医疗保障局主导、相关部门认同、各地协同推进的标准化工作机制，形成与医疗保障改革发展相适应的标准化体系。到2020年，在全国统一医疗保障信息系统建设基础上，逐步实现疾病诊断和手术操作等15项信息业务编码标准的落地使用。'十四五'期间，形成全国医疗保障标准清单，启动部分医疗保障标准的研究制定和试用完善"。2020年2月25日中共中央、国务院发布了《关于深化医疗保障制度改革的意见》，明确指出着力推进监管体制改革，建立健全医疗保障信用管理体系，以零容忍的态度严厉打击欺诈骗保行为。2020年11月，《国家医疗保障局办公室关于贯彻执行15项医疗保障信息业务编码标准的通知》（医保办发〔2020〕51号）指出"加快贯彻执行15项医疗保障信息业务编码标准，实现全国医疗保障信息业务一码通，是当前医保工作的一项紧迫任务"。

2021年3月，《国家医疗保障局2020年法治政府建设情况报告》回顾了2020

年国家医疗保障局在推进法治政府建设各项工作中取得的新进展、新成效。例如，坚持依法行政，深化医保治理和服务改革，积极推进《医疗保障法》的立法工作，扎实推动《医疗保障基金使用监督管理条例》出台；为充分保障参保人基本用药需求，提升基本医疗保险用药科学化、精细化管理水平，出台《基本医疗保险用药管理暂行办法》；为加强和规范医疗机构、零售药店医疗保障定点管理，提高医保基金使用效率，出台《医疗机构医疗保障定点管理暂行办法》和《零售药店医疗保障定点管理暂行办法》[6]。

当前我国医疗保障制度改革已进入深水区。专业人力资源是能够推动、促进和实现各种资源优化配置的特殊资源。专业扎实、经验丰富的标准化医疗保障专业人才队伍对于推动我国医疗保障体系深化改革、积极应对可持续发展中的问题与挑战，有着不可替代的重要作用。2019 年 6 月 27 日，国家医疗保障局发布《关于印发医疗保障标准化工作指导意见的通知》（医保发〔2019〕39 号），指出医疗保障事业下一步将"着重提高标准化从业人员素质，优化知识结构，培养造就一支专业扎实、经验丰富的标准化人才队伍"[7]。

高等教育是我国培养标准化专业人才队伍的重要摇篮，高校是培养标准化医疗保障专业人才队伍的重要基地。积极发挥普通高等学校人才培养职能，大力培养符合医疗保障改革发展需求的各类型、各层次的医疗保障专业人才，优化医疗保障从业人员知识结构，培养造就一支专业扎实、经验丰富的标准化医疗保障人才队伍，是当前具有战略性的紧迫任务。

高等院校是培养医疗保障专业人才的摇篮，也是医疗保障专业人才储备的重要来源，是医疗保障专业人才队伍建设的重要保证，也是进一步推进我国医疗保障事业深化改革的重要智力支撑。1995 年，东南大学公共卫生学院率先在全国开设医疗保险本科专业，开创了我国普通高等学校医疗保险专业本科教育的先河。随着我国医疗保障改革的强力推进和医疗保障事业的蓬勃发展，截至 2021 年 3 月，全国共 30 余所高等院校先后开设了医疗保障本科专业（医疗保险方向），多数挂靠于劳动与社会保障专业、公共事业管理专业、保险学专业和经济学专业等。2020 年 2 月，教育部印发了《关于公布 2019 年度普通高等学校本科专业备案和审批结果的通知》，增设了备案医疗保险本科专业[8]。

医疗保障事业改革发展离不开高素质的医疗保障专业人才。当前，我国医疗保障深化改革急需复合型人才参与和推动医疗保障信息化标准化建设、建立健全医疗保障信用管理体系、落实医疗保障支付方式改革、推进医疗保障法治化。为此，高等院校医疗保障专业人才培养要求应紧跟国家医疗保障制度深化改革的实际需要，及时修订医疗保障专业人才培养方案和教学大纲，在原有的医学、保险学、经济学等基础上进一步强化医疗保障人才在信息化标准化建设、财务管理和保险精算、医疗保障法治化建设等方面的培养要求。"十四五"时期是全面建设社会主义现代化国家新征程的起步期，也是医疗保障事业改革发展的机遇期，进一步完善高等院校医疗保障专业师资队伍建设以提高医疗保障专业人才培养质量是我国医疗保障事业实现高质量发展的重要保障。

高素质高水平的医疗保障专业师资队伍是确保医疗保障专业人才培养质量的关键，也是医疗保障专业人才培养实现跨越式发展的关键要素。新时期医疗保障专业人才培养、学科建设、科研创新等都离不开高素质高水平医疗保障专业师资队伍，建设一支高素质高水平的医疗保障专业师资队伍对于提高医疗保障专业人才培养质量、优化医疗保障从业人员知识结构、推进医疗保障专业和学科的标准化建设水平等非常重要。2015 年 10 月，国务院出台了《统筹推进世界一流大学和一流学科建设总体方案》，提出建设世界一流大学和一流学科的五大任务（建设一流师资队伍、培养拔尖创新人才、提升科学研究水平、传承创新优秀文化、着力推进成果转化），其中居于首位的就是建设一流师资队伍[9]。2018 年，教育部、财政部、国家发展和改革委员会印发了《关于高等学校加快"双一流"建设的指导意见》（教研〔2018〕5 号），明确指出"落实根本任务，培养社会主义建设者和接班人""人才培养，关键在教师""建设高素质教师队伍"。2019 年 4 月教育部颁布了《关于实施一流本科专业建设"双万计划"的通知》（教高厅函〔2019〕18 号），主要任务是：2019～2021 年，建设 10 000 个左右国家级一流本科专业点和 10 000 个左右省级一流本科专业点[10]。

高等院校人才培养质量与师资队伍建设息息相关。医疗保障本科专业开办历史最早可以追溯到 1995 年东南大学开设的医疗保险本科专业，截至 2021 年 6 月，我国先后开设医疗保障本科专业（医疗保险方向）的高等院校达到 35 所。自《普通高等学校本科专业目录（2020 年版）》新增特设医疗保险专业以来，截至 2022 年 3 月，我国有 13 所高等院校陆续增设医疗保险本科专业。尽管当前我国已有 40 余家普通高等学校开设了医疗保障本科专业（医疗保险方向）或新增了医疗保险本科专业，然而我国医疗保障本科专业人才培养依然存在人才培养方案有待进一步规范、专业人才培养质量良莠不齐、专业人才培养相关改革滞后于我国医疗保障改革发展进程等问题。不仅如此，我国医疗保障本科专业普遍存在医疗保障专业教师数量缺乏、质量欠佳、结构单一、专业性不强等问题[11-16]。

一流人才的培养离不开一流的教师，一流专业和一流学科的建设离不开一流的师资队伍。建设一流师资队伍是《统筹推进世界一流大学和一流学科建设总体方案》提出的居于首位的任务，是当前我国建设世界一流大学和一流学科的重要任务之一，是高质量完成其余四项任务的重要前提，也是我国实现从高等教育大国到高等教育强国历史性跨越的关键一步。建设一流的医疗保障专业师资队伍是提高医疗保障专业人才培养质量、培养医疗保障拔尖创新人才、提升医疗保障科学研究水平进而实现我国医疗保障制度高质量发展的重要基础条件。

医疗保障专业师资队伍建设是高质量完成医疗保障专业人才培养的关键环节和重要前提。深入研究我国普通高等学校医疗保障专业人才培养现状，剖析我国普通高等学校医疗保障专业师资队伍建设取得的成效和存在的问题，针对产生这些问题的主要原因提出有针对性的政策建议，对于加强医疗保障专业师资队伍建设、提高医疗保障专业人才培养质量、推动医疗保障专业和学科发展、进一步完善我国高等教育的医疗保障专业人才培养体系尤为重要而且十分紧迫。

1.2　研 究 目 的

本书系统性回顾了我国医疗保障制度改革历程和我国高等院校医疗保障专业人才培养实践，梳理了近年来我国医疗保障专业师资队伍建设相关文件，基于人力资源管理、教师专业化发展和教师一体化等相关理论，分析我国高等院校医疗保障人才培养与专业建设现状，以及医疗保障专业教师的数量与结构、培训与考核、薪酬与晋升、师德师风、教学与科研情况、职业认同感和倦怠感等及其影响因素，剖析我国医疗保障专业师资队伍建设取得的成效和存在的问题，并有针对性地提出完善我国医疗保障专业师资队伍建设的政策建议。

1.3　研 究 意 义

当前，我国已建成世界上规模最大的基本医疗保障网，然而我国医疗保障专业人才培养与师资队伍建设相关理论和实践经验的系统性梳理还比较缺乏，本书对于构建中国特色的医疗保障专业人才培养与师资队伍建设相关理论具有重要意义，同时对于全球医疗保障专业人才培养与师资队伍建设相关理论和实践也有一定的启示意义。

本书对推动我国医疗保障专业人才培养与师资队伍建设相关进程、提高医疗保障专业人才培养质量和推进医疗保障专业学科高质量发展有着重要意义。同时，本书对于提升我国普通高等学校医疗保障专业储备人才质量、推进我国医疗保障制度深化改革进程、推动我国医疗保障制度高质量发展等也具有一定意义。

1.4　研 究 方 法

1.4.1　文献检索

医疗保障专业招生情况主要通过阳光高考网进行初步筛选，旨在获取目前我国开设医疗保障本科专业的高等院校及专业的基本情况。阳光高考网是中国教育部高校招生阳光工程指定信息发布平台。该平台主要发布招生政策、高校招生章程，提供学生名单公示、院校满意度、专业满意度、分数线、志愿填报指南、在线咨询等服务。

2020 年 12 月到 2021 年 5 月，笔者通过阳光高考网，以"医疗保险""医疗保障""劳动与社会保障""公共事业管理""保险学"等作为关键词进行专业检索，查询开设医疗保障本科专业的高等院校。检索内容主要包括：①高等院校名称、所在地区、院校层次、类型、级别；②专业具体名称、专业所属院系、近年招生数量、标准学制、所授学位；③高等院校目前公开公布的医疗保障专业的教师总数量及结构信息（性别、职称）等。

在阳光高考网查询到开设医疗保障本科专业的高等院校后，笔者同步在各相关高校的官方网站进一步核实医疗保障专业具体信息。2021 年 1 月到 2 月，笔者通过阳光高考网查询到的开设医疗保障本科专业的高校官方网站，以"师资""师资建设""薪酬""聘任""职称晋升""培训""考核""师德师风"为关键词，检索和下载开设医疗保障本科专业高校的关于医疗保障人才培养与师资队伍建设的校内文件，初步筛选后共锁定文件 50 篇。

为了充分了解和掌握国内相关学者对于医疗保障人才培养与师资队伍建设的研究现状与进展情况，2021 年 3 月到 5 月，笔者通过"中国知网""维普""万维网"等，以"师资""师资建设""薪酬""聘任""职称晋升""培训""考核""师德师风"为关键词，初步筛选后共锁定相关文献 32 篇。

1.4.2　文本分析

本书使用 ROST CM6 软件，对医疗保障人才培养与师资队伍建设相关知情人访谈材料和搜索到的文件文献等进行文本分析，并通过语义共现网络和关键词词频等呈现文本分析结果。

医疗保障专业师资队伍建设相关文本分析主要从"薪酬""聘任与晋升""岗前与在岗培训""考核""师德师风"等方面展开。首先，进行文献整理，对 50 篇关于医疗保障人才培养与师资队伍建设的校内文件进行筛选，剔除加密的无效文件。一共剔除了 7 篇无效文件，其中与薪酬相关的 1 篇，与聘任与晋升相关的 2 篇，与培训相关的 3 篇，与考核相关的 1 篇。其次，利用 ROST CM6 软件，按照"薪酬""聘任与晋升""岗前与在岗培训""考核""师德师风"等五类主题词进行文本分析，探索性分析各高等院校相关校内政策文件在"薪酬""聘任与晋升""岗前与在岗培训""考核""师德师风"等方面的异同点。

1.4.3 问卷调查

2021 年 3 月到 4 月，为全面了解我国医疗保障本科专业人才培养与师资队伍建设的实际情况，笔者分别设计了针对医疗保障专业负责人和医疗保障专业课程授课教师的调查问卷。本书中医疗保障专业教师指的是全日制普通高等学校（不含高等专科学校、高等职业学校）中从事医疗保障本科专业课程教学与科研工作的专任教师。

调查问卷采取线上线下结合的形式进行发放。针对医疗保障专业负责人的调查问卷主要包括：①高等院校医疗保障本科专业基本情况和建设现况；②师资队伍的基本情况、办学层次、专业建设情况、专业教师培训情况、师德师风建设等。针对教师个人的调查问卷主要包括：①个人基本信息；②薪酬、聘任与晋升、教师培训、考核、师德师风；③工作满意度、工作成就感、工作自豪感、工作倦怠感等。

1.4.4 半结构式访谈

2021 年 4 月到 5 月，为进一步深入了解我国医疗保障人才培养与师资队伍建设状况，在问卷调查的基础上，笔者对我国高等院校医疗保障专业负责人开展了半结构式访谈，旨在深入发掘和了解我国医疗保障人才培养与师资队伍建设存在的问题和挑战。

访谈内容主要包括：①专业教师数量、新教师招聘、聘任与晋升、国内外研修与访学、年度考核、师资队伍建设情况；②医疗保障专业发展前景和未来师资队伍发展规划相关建议等。出于新冠疫情防控需要，专业负责人访谈主要通过线上发放访谈提纲的形式完成，运用 ROST CM6 软件对访谈材料进行文本分析，主要采用关键词词频分析及根据词频生成关键词标签云等方法。

第2章 医疗保障人才培养与师资队伍建设概述

2.1 我国现代高等教育发展概况

中国近代高等教育诞生于清朝末期，始建于1898年的京师大学堂是我国近代第一所综合性大学，其办学方针遵循"中学为体，西学为用"原则，在继承中国古代文明的基础上引进西方近代科学文明[17]。京师大学堂成立之初，行使双重职能，既是全国最高学府，又是国家最高教育行政机关。1937年抗日战争全面爆发以后，我国高等教育遭到重创。国民政府决定让处于战区的部分高校内迁。其中，国立北京大学、国立清华大学和私立南开大学三校南迁，联合组成了国立西南联合大学。

新中国成立后，第一次全国教育工作会议于1949年12月召开，会议确定了全国教育工作的总方针，这标志着我国从半殖民地半封建社会教育向新民主主义教育转变。根据全国教育工作的总方针，1951年新中国第一个学制文件《关于改革学制的决定》对各级各类学校的地位、年限和互相衔接的关系作了规定[18]。

20世纪五六十年代，我国与苏联、东欧等社会主义国家建立并保持了高等教育交流合作关系[19]。1958年，我国高等教育在办学体系、管理体制与教育教学制度等方面都开展了积极的改革与探索[20]。1961年，中共中央颁布了《中华人民共和国教育部直属高等学校暂行工作条例（草案）》（简称《高教六十条》）等文件，对于完善教学秩序、规范学校管理、提高教学质量、加强学校建设等起到了积极作用。

1977年，我国教育事业迎来了期待已久的春天，学校教育重新走上正轨，并于1977年恢复了中断了11年的高考[21]。20世纪80年代，教育秩序恢复不久，小学教育刚刚普及，仍有超过两亿的人口处于文盲或半文盲状态。1982年颁布的《中华人民共和国宪法》提出"普及初等义务教育"，这是新中国成立以来首次以宪法形式确定在我国普及初等义务教育，成为各地普及初等义务教育的根本遵循。

改革开放后，我国进入全面开创社会主义现代化建设的新局面。1983年，邓小平为北京景山学校题词："教育要面向现代化，面向世界，面向未来。"①这"三

---

① 《教育要面向现代化，面向世界，面向未来》，http://cpc.people.com.cn/n1/2017/0208/c69113-29066863.html，2023-08-22。

个面向"树立了中国现代教育的航标,成为后来中国教育改革的总方针。在改革开放和现代化建设新时期,邓小平同志反复强调,着眼于我国社会主义现代化建设的全局,科学技术是第一生产力,科技人才培养的基础在教育。[①]党的十一届三中全会以来,我国的教育事业取得了显著成就:高等教育规模稳步扩大,教育体制和教学改革逐步深化,办学条件和教育质量有了提高,教育法规体系基本框架已初步形成。

1993 年,国家教育委员会印发了《关于重点建设一批高等学校和重点学科点的若干意见》,决定设置"211 工程"重点建设项目,即面向 21 世纪,重点建设100 所左右的高等学校和一批重点学科点。1995 年 11 月,经国务院批准,国家计划委员会、国家教育委员会和财政部联合下发了《"211 工程"总体建设规划》。"211 工程"正式启动,这是新中国成立以来由国家立项在高等教育领域进行的规模最大、层次最高的重点建设工程,是中国政府实施"科教兴国"战略的重大举措,是中华民族面对 21 世纪的国内、国际形势而做出的发展高等教育的高瞻远瞩的重大决策。"211 工程"采取分批滚动实施的办法,最终选定了包括北京大学、清华大学等共计 112 所建设高校,持续进行支持。2002 年 9 月,经国务院批准,国家计划委员会、教育部和财政部联合下发了《关于"十五"期间加强"211工程"项目建设的若干意见》。

1999 年,江泽民同志又深刻指出:"当今世界,以信息技术为主要标志的科技进步日新月异,高新技术成果向现实生产力的转化越来越快,初见端倪的知识经济预示人类的经济社会生活将发生新的巨大变化。"[②]21 世纪以高新技术为核心的知识经济将占主导地位,国家的综合国力和国际竞争能力将越来越取决于教育发展、科学技术和知识创新的水平,教育将始终处于优先发展的战略地位,现代信息技术在教育中广泛应用并导致教育系统发生深刻的变化,终身教育将是教育发展与社会进步的共同要求。为了实现党的十五大所确定的目标与任务,落实科教兴国战略,全面推进教育的改革和发展,提高全民族的素质和创新能力,1998 年 12 月教育部实施了《面向 21 世纪教育振兴行动计划》,重点支持北京大学、清华大学等共计 39 所普通高等学校创建世界一流大学和高水平大学,简称"985"工程。1998 年 8 月 29 日,第九届全国人民代表大会常务委员会第四次会议审议通过《中华人民共和国高等教育法》,该法于 1999 年1 月 1 日开始实施。

1995 年以来,我国先后实施了"211 工程""985 工程"等一批重点建设项

---

① 《邓小平:科学技术人才的培养,基础在教育》,http://cpc.people.com.cn/n1/2019/0620/c69113-31170694.html,2023-08-22。

② 《〈毛泽东 邓小平 江泽民论科学发展〉——第三章 江泽民论科学发展(1)》,http://www.moa.gov.cn/ztzl/kxfzg/llyt/200811/t20081107_1168687.htm,2023-08-22。

目，一批高水平大学建设取得重大进展，在国际上产生了广泛影响，为进一步建设世界一流大学和一流学科奠定了坚实的基础。通过实施"211 工程""985 工程""优势学科创新平台""特色重点学科项目"等重点建设，一批重点高校和重点学科建设取得重大进展，带动了我国高等教育整体水平的提升，为经济社会持续健康发展做出了重要贡献。同时，重点建设也存在身份固化、竞争缺失、重复交叉等问题，迫切需要加强资源整合，创新实施方式。

进入 21 世纪以来，我国高等教育进入了飞速发展的黄金时期。高等教育规模扩大，高等教育层次与质量不断提升，高校逐渐成为社会主义现代化建设的重要智库；科学研究整体水平与成果转化率提高，高校成为创新驱动发展的主要策源地；建立了具有中国特色的高等教育管理体制，高等教育发展日趋均衡，人民群众对高等教育公平的满意度不断提升[20]。为加强系统谋划，加大改革力度，完善推进机制，2015 年 10 月 24 日，国务院印发了《统筹推进世界一流大学和一流学科建设总体方案》（国发〔2015〕64 号），统筹推进建设世界一流大学和一流学科（简称"双一流"建设），推动实现我国从高等教育大国到高等教育强国的历史性跨越。该方案明确指出"双一流"建设的任务是：建设一流师资队伍、培养拔尖创新人才、提升科学研究水平、传承创新优秀文化、着力推进成果转化[9]。

2017 年初，为贯彻落实党中央、国务院关于建设世界一流大学和一流学科的重大战略决策部署，根据国务院《统筹推进世界一流大学和一流学科建设总体方案》，教育部、财政部、国家发展和改革委员会制定了《统筹推进世界一流大学和一流学科建设实施办法（暂行）》（教研〔2017〕2 号）。为贯彻落实党的十九大精神，加快"双一流"建设，2018 年，教育部、财政部、国家发展和改革委员会印发了《关于高等学校加快"双一流"建设的指导意见》（教研〔2018〕5 号），明确指出"落实根本任务，培养社会主义建设者和接班人""人才培养，关键在教师""建设高素质教师队伍"。2019 年，教育部颁布了《关于实施一流本科专业建设"双万计划"的通知》（教高厅函〔2019〕18 号），"双万计划"即 2019～2021 年，建设 10 000 个左右国家级一流本科专业点和 10 000 个左右省级一流本科专业点[10]。

建设一流师资队伍是《统筹推进世界一流大学和一流学科建设总体方案》的居于首位的五大任务之一，是高质量完成其他四项任务的重要前提，也是推动实现我国从高等教育大国到高等教育强国的历史性跨越的关键一环。有研究表明，"双一流"高校的师资队伍建设的校际经验主要是以构建"多元柔性"的评价体系为引领，以建立以人为本的管理机制为保障，以创设自由和谐的环境氛围为支撑等[22, 23]。"双一流"建设背景下，地方高校师资队伍建设面临着师资队伍结构性失衡、教师职业发展受阻、师资队伍发展不平衡等问题[24]。

2.2　高校医疗保障专业人才培养实践

当前，我国普通高等学校本科专业目录中尚无"医疗保障"专业，与之密切相关的专业有医疗保险专业（2020 年新增特设）、劳动与社会保障专业（医疗保险方向）、公共事业管理专业（医疗保险方向）、经济学专业（医疗保险方向）等。在教育部发布《普通高等学校本科专业目录（2020 年版）》之前，绝大多数医疗保险专业作为专业特色方向挂靠于劳动与社会保障专业、公共事业管理专业和其他专业。本书中医疗保障专业特指医疗保险专业或以医疗保险为特色的本科专业，医疗保障专业师资队伍特指从事医疗保险本科专业课程教学与科研工作的专任教师队伍。

东南大学是我国率先开展医疗保险本科专业人才培养的高等院校。早在 20 世纪 90 年代全国城镇职工基本医疗保险改革"两江"（镇江、九江）试点工作之初，东南大学（其医学院为原铁道部直属的南京铁道医学院）就形成医疗保险专业设置请示报告，并报请铁道部教育司和国家教育委员会。1995 年，经国家教育委员会备案，东南大学（其医学院为原南京铁道医学院）开设了医疗保险本科四年制专业，同年 9 月招收全国首届 30 名医疗保险专业本科生。郧阳医学院和镇江医学院分别于 1993 年和 1995 年开始医疗保险专科人才的培养。1997 年，东南大学（其医学院为原南京铁道医学院）通过江苏省教育厅专业评审评估，确定医疗保险专业为经济类专业，授予经济学学士。

1998 年根据教育部调整的专业目录，东南大学医疗保险本科专业名称调整为"劳动与社会保障"（医疗保险方向），授予管理学学位，成为教育部首批招收"劳动与社会保障"专业试点的八所高等院校之一，东南大学是其中唯一以医疗保险为专业特色招收培养劳动与社会保障本科生的高校。1999 年，东南大学-美国信诺保险集团美国健康保险协会考试中心成立（2004 年更名为东南大学-美国健康保险计划考试中心），当时是国内唯一一家组织美国健康保险从业人员资格考试认证的中心。

2003 年，东南大学劳动与社会保障专业成为国内第一批社会保障（医疗保险方向）硕士学位授权点。在长期教学实践中，东南大学探索出了一条自身特色的专业教学之路。2006 年，东南大学劳动与社会保障专业被江苏省教育厅确定为江苏省高等学校特色专业。2018 年武汉大学中国科学评价研究中心对全国 140 多个社会保障专业排位，东南大学劳动与社会保障专业位居全国第 13 位。2021 年，东南大学劳动与社会保障专业成功入选为国家级一流本科专业建设点，2022 年入选江苏省高校品牌建设工程。

　　随着 1999 年城镇职工基本医疗保险制度在全国普遍推广，各地城镇职工基本医疗保险经办机构对医疗保险专业人才的需求量巨大。为了更好满足国家医疗保障事业发展对医疗保险专业高素质人才的需求，全国各地高等院校开始积极探索并陆续开设医疗保险本科教育。截至 2021 年，全国约有 35 所高等院校先后开设医疗保障本科专业（医疗保险方向），多挂靠于劳动与社会保障专业、公共事业管理专业、经济学等专业。

　　2019 年，根据《普通高等学校本科专业设置管理规定》（教高〔2012〕9 号），教育部组织开展了 2019 年度普通高等学校本科专业设置和调整工作，确定了同意设置的备案专业、国家控制布点专业和新增目录外专业点名单。2020 年 2 月 21 日，《教育部关于公布 2019 年度普通高等学校本科专业备案和审批结果的通知》（教高函〔2020〕2 号）发布《普通高等学校本科专业目录（2020 年版）》，增补特设新专业——管理学门类公共管理专业类医疗保险专业（专业代码 120413T，学位授予门类管理学，修业年限 4 年，增设年份 2019 年）；同时，2019 年各高校新增备案专业 1672 个，新增审批本科专业 181 个（含 130 个国家控制布点专业和 51 个目录外新专业），其中锦州医科大学医疗保险专业作为新专业位列其中。

　　2020 年，教育部组织开展了 2020 年度普通高等学校本科专业设置和调整工作，对各地各高校向教育部申请备案的专业予以备案并确定了同意设置的国家控制布点专业和尚未列入专业目录的新专业名单。2021 年 2 月 10 日，在《教育部关于公布 2020 年度普通高等学校本科专业备案和审批结果的通知》（教高函〔2021〕1 号）中，普通高等学校新增备案本科医疗保险专业名单有华北理工大学、南京医科大学、南京医科大学康达学院、山东第一医科大学、湖北经济学院、广西医科大学、甘肃中医药大学共 7 所高等院校。2021 年 12 月 10 日，《教育部关于公布 2021 年度普通高等学校本科专业备案和审批结果的通知》（教高函〔2021〕14 号）中，长沙医学院、广东医科大学、贵州中医药大学、新疆科技学院、齐鲁医药学院等 5 所高等院校增设医疗保险本科专业。

　　建设一流师资队伍是培养拔尖创新人才的重要前提，一流的医疗保障专业师资队伍是培养医疗保障领域拔尖创新人才的关键。截至今日，我国高校开设的医疗保障专业为我国医疗保障事业的改革和发展输送了大量的高素质专业人才。尽管医疗保障本科专业（医疗保险方向）在我国高校已经有二十余年的办学历史，但是医疗保障本科专业人才的培养方案依然亟须进一步规范和完善。同时，我国高等院校医疗保障专业师资队伍的数量和质量依然有待进一步提升，医疗保障专业师资队伍建设进度依然滞后于新时期医疗保障事业高质量发展的要求。提升医疗保障专业师资队伍数量和质量、优化医疗保障专业师资队伍结构、建设一流的医疗保障专业师资队伍是我国高校进一步提高医疗保障专业人才培养质量、提升医疗保障领域科学研究水平的关键。

2.3　医疗保障专业师资队伍建设研究进展

2.3.1　相关概念及理论研究

1. 相关概念

1）医疗保障制度

医疗保障制度是现代政府职能的重要组成部分，是通过立法途径规定国家、企业和个人之间的权利与义务关系，动员全社会的医疗卫生资源，筹集和支付医疗保障基金，并通过组织有效卫生服务和药品、疫苗、医疗器械等医疗物资，最大限度地分担社会成员的疾病风险，保障人群健康的重要社会保障制度安排[25]。

医疗保障分为基本医疗保障与补充性医疗保障。基本医疗保障是指法定的医疗保障项目，即基本医疗保险和医疗救助[26]。现行的基本医疗保险制度包括城镇职工基本医疗保险、城镇居民基本医疗保险和新型农村合作医疗保险制度。医疗救助是指国家和政府对患有重大疾病的城乡困难居民家庭的医疗费用按一定标准给予补助，以缓解其因病而造成家庭生活困难。补充性医疗保障包括保险企业、互助合作保险机构办理的医疗保险，以及慈善组织和慈善人士开展的医疗救助和医疗服务等。2020 年 2 月 25 日《中共中央　国务院关于深化医疗保障制度改革的意见》提出"到 2030 年，全面建成以基本医疗保险为主体，医疗救助为托底，补充医疗保险、商业健康保险、慈善捐赠、医疗互助共同发展的医疗保障制度体系，待遇保障公平适度，基金运行稳健持续，管理服务优化便捷，医保治理现代化水平显著提升，实现更好保障病有所医的目标"[5]。

2）医疗保障专业师资队伍建设

本书中医疗保障专业教师指的是在全日制普通高等学校（不含高等专科学校、高等职业学校）从事医疗保障专业课程教学与科研工作的专任教师。医疗保障专业师资队伍指的是全日制普通高等学校（不含高等专科学校、高等职业学校）全职从事医疗保障专业课程教学和科研工作的专业教师群体。

高等院校师资队伍建设是指高等院校根据学校发展目标并结合教师个体发展需求开展的合理配置教师资源促进其与高等院校协同发展的综合实践活动，包括对师资的规划与聘用、规范与培训、考核与管理等内容[27]。本书中医疗保障专业师资队伍建设是指对我国高等院校（不含高等专科学校、高等职业学校）从事医疗保障本科专业课程教学和科研工作的教师群体开展的人员结构优化、培训与考核、薪酬与晋升改革、教学与科研、师德师风建设等一系列实践活动。

2. 相关理论

医疗保障专业师资队伍是培养医疗保障本科专业人才的重要人力资源。与医疗保障专业师资队伍建设密切相关的人力资源管理理论主要有双因素理论与强化理论。同时，与其他职业不同，高校教师主要从事高层次专业人才培养相关教学与研究活动，这就要求教师应具有专业素养、专业知识与技能、前瞻性创新性思维，与教师职业生涯密切相关的理论主要有教师专业化理论和教师教育一体化理论。

1）人力资源管理理论

1954 年，"现代管理学之父"彼得·德鲁克（Peter Drucker）在其著作 *The Practice of Management* 中首次提出"人力资源是所有资源中最多才多艺且生产力最强的资源，但同时也是所有经济资源中使用效率最低的资源"[28]。1958 年，社会学家怀特·巴克（Wight Balkke）提出将人力资源管理纳入组织管理职能范围，并强调了人力资源管理职能对组织成功实现目标的重要性[29]。人力资源管理是组织的一种管理行为，主要包括人力资源规划、员工招聘与配置、绩效考评管理、培训与开发、薪酬福利管理和劳动关系管理六大模块[30]，双因素理论与强化理论是人力资源管理领域的经典理论。

双因素理论由美国心理学家弗雷德里克·赫茨伯格（Frederick Herzberg）于1959 年提出，又称"激励-保健因素理论"[31]。激励因素又称满意因素，工作过程中的认可、挑战、责任、晋升等内容都属于激励因素范畴。保健因素又称不满意因素，工资薪酬情况、人际关系情况等都属于保健因素范畴。双因素理论强调，要明确激励因素与保健因素两方面的需求，在满足保健因素的同时，强化激励因素的作用，全面提高员工的满意度，从而最大限度地提升员工的工作积极性。双因素理论提示，高等院校相关部门制定师资队伍建设政策时要兼顾激励因素与保健因素，强化专任教师的人员结构优化、培训、考核、晋升、薪酬改革、师德师风建设等在提升医疗保障专业教师的工作满意度与成就感方面的激励作用并减少或消除专任教师的工作倦怠感。

强化理论即操作条件反射理论，也称行为改造型激励理论，由著名的心理学家伯尔赫斯·弗雷德里克·斯金纳（Burrhus Frederic Skinner）提出。强化理论认为，行为者为了达到某种目的，会依据自身所处环境采取相应行为，当这种行为所产生的结果对行为者有利时，此种行为就会反复出现，如果此种结果对其不利时，那么这种行为就会减弱或消失，从而达到强化或激励行为者的效果[32, 33]。伯尔赫斯·弗雷德里克·斯金纳认为师资队伍建设可通过正强化、负强化及自然消退三种类型发挥作用，管理者应优先使用正强化，负强化只是相应的约束和保障，同时管理者可以使用消退性的负强化来消除不良行为的产生，使用惩罚性的负强化来约束个体行为（如违反职业道德的行为等）。强化理论提示，高等院校相关部门制定师资队伍建设相关政策时应优先使用正强化措施，如绩效奖金、职称晋升、提供培训与深造机会等；负强化，如批评、处分、降级、不给或少给奖励等可以用来约束和消除违反师德师风等不良行为。

2）教师专业化理论

教师专业化的概念起源于 20 世纪 60 年代的欧洲国家，是指教师职业具有自己独特的职业要求和职业条件，有专门的培养制度和管理制度[34, 35]。教师专业化理论包含两个方面的内涵：一是教师个体的专业化；二是教师职业的专业化，又称教师专业发展。教师个体的专业化指的是一名普通人经过对教师相关素养和技能的学习并在通过相关考核的情况下成为一名职业教育者的整个过程，注重的是教师个体的内在的专业素养、教育情怀和教育能力的提升。教师职业的专业化则是通过教师群体的外在制定标准和规范、完善法规和制度、赋予权利、提高教师的社会地位和待遇，促进教师个人成长和教师行业发展。该过程贯穿于教师职前培养和入职培训的整个职业生涯。

教师专业化理论在本质上强调的是教师成长和发展的历程。从教师个体专业化的角度来看，需要教师在与教育环境的互动过程中不断调整自己的思想观念和价值取向，丰富专业知识与技能，形成教师的专业素养，从而表现出与教师职业发展阶段相适应的专业行为。从教师职业专业化的角度来看，强调政府应制定严格规范的教师资格许可证和任职制度，提高教师社会地位和薪酬待遇，促进专业教师个人职业阶梯的上升。

3）教师教育一体化理论

教师教育一体化理论又称教师教育职前职后一体化理论。教师教育一体化理论以终身教育思想为指导，强调了教育的整体性特点，根据教师职业生涯的阶段性特点，将原来相分离的教师的培养和培训相互衔接起来，对教师的职前教育、入职和在职培训进行统一规划，并使之成为相互贯通的教师教育体系[36, 37]。具体表现为国家教师教育的培养培训体系逐渐由两级分离（职前、职后）走向三环合一（职前培养、入职辅导、职后提高）。

教师专业化理论将教师教育划分为准教师培养—新（试用）教师培养—合格教师培养—优秀（骨干）教师培养四个阶段。教师教育一体化理论则提出了"三段五级"教师教育专业体系，将教师职业发展划分为职前、入职、职后三个阶段，以及职前教师、初任教师、熟练教师、优秀教师和专家教师五个发展层级，并要求将教师教育的各个阶段相互衔接起来，根据教师不同阶段的发展需要统一规划和设计培养目标、安排工作内容、开展教师培训。

2.3.2　国内相关研究进展

早期国内学者多关注医疗保障本科专业教师的数量和质量。研究显示，我国医疗保障专业在发展过程中教师数量缺乏和（或）质量欠佳、教师结构单一、教师背景多元导致教师专业性不强，有相当一部分院校存在医疗保险专业教师配备不足的问题，且知识结构不合理，进而会影响医疗保险专业教学质量[11, 12]。也有学者指出，我国医疗保险专业教师队伍建设存在教师整体来源单一、能力不足、专职教师培训工作方式单调、内容滞后、兼职教师实践教学不稳定、学校在专业教师实践能力培训方面的经费投入不足等问题[13]。同时，国内学者也对导致这些问题的原因进行了分析。例如，有学者指出，高校医疗保险专业教师队伍普遍缺乏必要的工作经历，尤其是相关行业的工作经验，造成高校在课程设置中往往更多地考虑教师的专业方向，忽视专业的实际需要[14]。因此，医疗保险专业师资队伍能力仍需加强，期望形成富有特色和创新性的核心教学和研究团队[15]。

　　针对医疗保障专业师资队伍建设中出现的问题，有学者指出应加速培养和扩大专业师资力量，邀请国内外相关领域专家做学术报告和讲座等，聘请在一线从事医疗保障相关工作的专家作为兼职教师为学生授课[38]。也有学者指出，一支能有效发挥教育教学水平的师资队伍是发展医疗保险专业实践教学的关键，并提出构建医疗保险专业"互补双师组合型"教师队伍、建立有效的教师激励机制和竞争机制等建议措施[13]。还有学者提出"送出去、请进来"战略、全方位多举措强化应用型师资队伍建设，在强调引进高层次人才的同时，优化教师知识结构，强化医疗保险教师专业应用性[16]。此外，也有学者呼吁各相关高校通过持续加大教师业务培训的力度，根据学校自身特点打造凸显医疗保险专业特性的教师团队，建议鼓励和支持教师（特别是中青年教师及学术带头人）赴国内外高校访学和深造、参加国内外学术研讨交流和科研合作，打造一支高水平的"双师型""双语教学"医疗保障本科专业师资队伍[15]。

2.3.3　国外相关研究进展

　　相对于国内，国外关于高等教育的相关研究起步较早，师资队伍建设相关研究主要是关于高校教师能力、高校教师发展、高校教师激励及高校的师生关系等方面。总体而言，国外研究将如何提升高校教师和学生的共同能力作为重点，并强调基于高校教师和学生的共同能力提升的一种新的专业人才培养方式。

　　在高等院校教师能力方面，国外学者通过研究不同地区的高等教育体系，强调了高等教育教学质量的重要性，以及提高承担教学任务的高校教师的综合能力至关重要。例如，有学者分析了欧洲不同国家大学高等教育的教师教学培训的政策和特点，发现与高校教师能力有关的教学质量越来越重要，进而提出加强高校教师专业培训的建议[39]。研究发现，高校虽然存在着甄选、选聘和考核评估专业教师的相关机制，但是提高高校专业教师素质的其他手段和措施，如教师培训、物质奖励和精神表彰等激励战略，仍处在初级阶段[40]。有学者通过调查不同大学对教师教学工作量的考核方法，发现大多数（占 87%）的高校采用绩点（而不是时间）作为高校专业教师的教学工作量测算标准[41]。也有学者认为在全球化背景下，高校和学院的国际化发展日益紧迫，高校教师应该是学术国际化的关键参与者，因此要提高高校教师的国际化水平，让高校管理人员深入了解教师对国际化目标、策略和过程的看法[42]。

在高等院校教师发展方面，国外学者通过调查研究发现关注高等教育中高校教师的发展并为其制定相应的教师发展计划可以提升高校教师的水平和能力，并推动高等教育的发展。例如，有研究指出一支适应卫生专业教育新变化的骨干队伍应由专业和有能力的教师、研究人员和领导人共同组成，强调为这支队伍制定新的高校教师发展计划至关重要[43]。也有研究从研究所、奖学金和教学体系三个方面对教师发展计划进行评估，得出卫生专业教育缺乏促进跨专业教育和实践的高校教师发展计划的结论[44]。

在高等院校教师激励方面，有学者探索了如何加强未来教师激励的问题，强调了研究大学教师的激励机制的重要性，并提出在研究高校教师激励时要将不同的适用于教师的激励理论进行协调，建立不同的激励框架和模型[45]。也有学者认为高等教育中面临的财政限制、竞争加剧、工作要求更高的问责制、入学人数不断增加、教师聘任日益多样化及新技术的不断发展等严峻挑战正在改变高校教师的职业生涯，并为教育工作者、管理人员、政策制定者和其他关心高等教育未来的人展示了高等教育的变化如何改变教师职业生涯的过程，强调基于一个整体框架和五个关键要素（公平、学术自由、灵活性、专业成长和合作）使所有高校教师都能各尽所能[46]。

在高等院校教师与学生的关系方面，国外学者认为高校教师和学生应该保持相互尊重的态度，加强师生之间的合作有利于双方共同的成长。例如，有学者认为卫生/健康教育应遵循医疗保健服务以服务为主导的逻辑，如同医疗服务提供者与患者的关系，高校教师不能以传统的家长式教育模式对学生进行教育，而应该在系统、社区和社会的背景下嵌套每个人的综合专业知识，以优化人才培养方式[47]。也有学者提出了 SAP（students as partner，学生伙伴）的高校教学模式，该模式就卫生专业教育工作者如何与学生合作进行了系统阐述，要求在高校教师与学生开展合作的过程中互相尊重与平等对话，认为将 SAP 模式运用于教学中可以同时提升教师的教学能力和学生的实践能力[48]。

综上所述，国内在医疗保障专业师资队伍建设方面的研究内容较明确和具体，主要集中于教师队伍、教学模式、课程设计和人才培养等方面的初步探索，目前尚缺乏系统、深入、规范的医疗保障专业师资队伍建设相关研究。国外研究主要对高等教育的教学质量、教师能力、教师激励、教师发展等方面进行探讨，将如何提升高校教师和学生的共同能力作为重点，不仅强调二者的能力提升，更强调基于高校教师和学生的共同能力提升的一种新的专业人才培养方式。总体而言，目前我国医疗保障本科专业人才培养及师资队伍建设方面的研究还相当欠缺，尤其是医疗保障专业教师的数量结构、培训与考核、薪酬与晋升、师德师风、教学与科研等方面亟须进一步研究。

第3章 我国医疗保障制度改革历程

3.1 我国医疗保障制度概述

医疗保障制度是减轻群众就医负担、增进民生福祉、维护社会和谐稳定的重大制度安排。新中国成立后，党和政府高度重视医疗保障制度建设与医疗卫生事业的发展。我国医疗保障制度改革与发展已经取得了举世瞩目的成就。截至2021年底，基本医疗保险参保人数达136 424万，参保覆盖面稳定在95%以上[49]。

20世纪50年代初，我国初步构建了以公费医疗和劳保医疗为主体的城市医疗保险制度。1951年2月26日，中央人民政府政务院颁布的《中华人民共和国劳动保险条例》（政秘字134号命令）正式确立城镇劳保医疗制度（简称"劳保医疗"）。城镇劳保医疗制度主要覆盖人群为国有企业职工及其家属，由劳动就业行政部门分管。随后，1952年6月，中央人民政府政务院颁布的《关于全国各级人民政府、党派、团体及所属事业单位的国家工作人员实行公费医疗预防的指示》建立起公费医疗制度。公费医疗主要面向机关事业单位工作人员，由卫生行政部门与财政部门分管。

20世纪50年代中后期，我国农村地区纷纷探索并建立了不同形式的农村医疗保障制度（如保健药社、卫生合作社、卫生保健站等）。1959年11月，全国农村卫生工作会议在山西省稷山县召开，肯定了人民公社社员集体保健医疗制度，并将不同形式的保障制度统一称为农村合作医疗制度。截至1977年底，全国90%的生产大队实行了合作医疗，农村人口覆盖率达80%，基本解决了广大农村居民看病难的问题①[50]。合作医疗制度主要覆盖人群为农村居民，由卫生行政部门分管。

公费医疗和劳保医疗对保障广大职工身体健康、促进国民经济发展、维护社会稳定发挥了重要作用。但是，随着经济发展和改革深入，公费医疗和劳保医疗的缺陷日益突出，为适应社会主义市场经济体制、进一步深化国有企业改革，1994年国务院确定在江苏省镇江市、江西省九江市开展城镇职工基本医疗保险制度改革试点（简称"两江"试点），将原有的公费医疗和劳保医疗覆盖人群纳入城镇职工基本医疗保险制度，自此揭开了从计划经济时期的传统城市医疗保障制度

---

① 详见：原卫生部基层卫生与妇幼保健司编，《农村卫生文件汇编（1951—2000）》。

向适应市场经济体制的社会医疗保险制度转型的序幕[51]。1998 年 12 月，国务院发布了《关于建立城镇职工基本医疗保险制度的决定》（国发〔1998〕44 号），城镇职工基本医疗保险制度开始在全国普遍推广。

在广大农村地区，农村合作医疗制度用较少的卫生经费投入解决了 8 亿名农民的基本卫生问题，是一种独特的、具有中国特色的农村医疗保障模式。但是，20 世纪 70 年代末，随着我国经济体制改革和农村家庭联产承包责任制的推行，农村集体经济纷纷解体，合作医疗制度由于缺乏资金支持也纷纷解体。广大农村居民又重新回到了自费医疗的状态。为满足农村居民的基本医疗保障需求，2003 年 1 月，《国务院办公厅转发卫生部等部门关于建立新型农村合作医疗制度意见的通知》（国办发〔2003〕3 号）印发，建立新型农村医疗保险制度，解决广大农村居民的基本医疗保障问题。

在初步完成城乡医疗保障制度改革的同时，我国开始着手建立城乡医疗救助制度。为贯彻落实《中共中央 国务院关于进一步加强农村卫生工作的决定》（中发〔2002〕13 号）的精神，2003 年 11 月民政部、卫生部、财政部联合印发了《关于实施农村医疗救助的意见》（民发〔2003〕158 号）。为贯彻落实党中央、国务院关于改革和完善城镇社会保障制度的有关精神，逐步建立适合我国国情的城市医疗救助制度，切实帮助城市贫困群众解决就医方面的困难和问题，2005 年 3 月《国务院办公厅转发民政部等部门关于建立城市医疗救助制度试点工作意见的通知》（国办发〔2005〕10 号）印发。

党中央、国务院高度重视解决广大人民群众的医疗保障问题，着力不断完善医疗保障制度。1998 年我国开始建立城镇职工基本医疗保险制度，之后又启动了新型农村合作医疗制度试点，建立了城乡医疗救助制度。截至 2007 年，没有医疗保障制度安排的主要是城镇非就业居民。为实现基本建立覆盖城乡全体居民的医疗保障体系的目标，2007 年 7 月国务院颁布了《关于开展城镇居民基本医疗保险试点的指导意见》（国发〔2007〕20 号），开始试点并建立城镇居民基本医疗保险制度，以解决城镇非就业居民的基本医疗保障问题[52]。2013 年 3 月 5 日，时任国务院总理温家宝在第十二届全国人民代表大会第一次会议上作政府工作报告表示"全民基本医保体系初步形成，各项医疗保险参保超过 13 亿人"[53]。

党的十八大以来，我国全民医疗保障体系逐步健全。为解决群众看病难、看病贵的问题，2015 年国务院办公厅印发了《关于全面实施城乡居民大病保险的意见》（国办发〔2015〕57 号），为城乡居民建立大病医疗保险制度。2016 年 1 月，国务院印发了《关于整合城乡居民基本医疗保险制度的意见》（国发〔2016〕3 号），将城镇居民基本医疗保险制度和新型农村合作医疗制度整合为统一的城乡居民基本医疗保险制度，并提出覆盖范围、筹资政策、保障待遇、医保目录、定点管理、基金管理的六个"统一"[54]。2017 年 1 月 19 日，国务院办公厅印发了《生育保险和职工基本医疗保险合并实施试点方案》（国办发〔2017〕6 号），在河北省邯郸市等 12 个城市先行试点探索适应我国经济发展水平、优化保险管理资源、促进生育保险和职工基本医疗保险合并实施的制度体系和运行机制[55]。

2018 年国家医疗保障局成立后，我国医疗保障事业发展进入新时期。2018 年 3 月 17 日，中央发布国务院机构改革方案，将人力资源和社会保障部的城镇职工和城镇居民基本医疗保险、生育保险职责、国家卫生和计划生育委员会的新型农村合作医疗职责、国家发展和改革委员会的药品和医疗服务价格管理职责及民政部的医疗救助职责进行整合，组建国家医疗保障局，作为国务院直属机构[56]。2018 年 5 月 31 日，国家医疗保障局正式挂牌成立。自此，我国医疗保障制度建设由部门分割、经办分割、资源分割、信息分割的旧格局，进入了统筹规划、集权管理、资源整合、信息一体、统一实施的新格局，开启新时代中国特色医疗保障制度建设的新征程。

当前，我国覆盖全民的医疗保障制度体系已经形成，即在制度层面上已经形成了以基本医疗保险制度（包括城镇职工基本医疗保险和城乡居民基本医疗保险）为主体，以各种形式的补充医疗保险（公务员医疗补助、企业补充医疗保险、城乡居民大病保险和商业医疗保险）为补充，以社会医疗救助为底线的多层次医疗保障体系的基本框架[52]，见图 3-1。

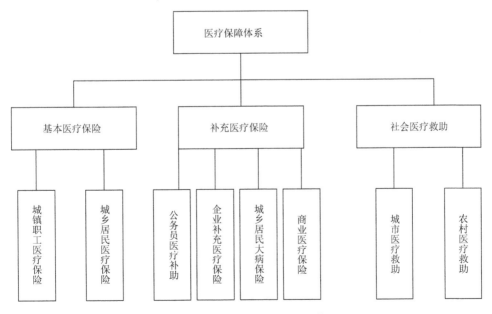

图 3-1　我国医疗保障体系框架构成

3.2　城市医疗保险制度改革

3.2.1　公费医疗制度

我国公费医疗制度是对国家机关和国家事业单位工作人员及大专院校学生实行的一种免费医疗保健制度。1952 年 6 月 27 日，政务院颁布了《关于全国各级人民政府、党派、团体及所属事业单位的国家工作人员实行公费医疗预防的指示》。此后，公费医疗制度不断得到修订和发展。

公费医疗享受范围和对象主要是国家机关、全民所有制事业单位（包括民主党派、工会、共青团、中华全国妇女联合会等人民团体，文化教育、卫生科研等事业单位）的工作人员和离退休人员。此外，还包括二等乙级以上革命残疾军人、国家正式核准设置的高校学生、派驻享受公费医疗单位的人民武装干部、在华工作的外籍专家及随往家属等。

公费医疗的具体待遇是：除挂号费、营养滋补药品及美容、矫形等少数项目由个人自付以外，其他医药费全部或大部分由公费医疗经费开支。费用支付方式是按服务项目支付门诊、住院的费用。各级政府设立公费医疗管理机构，贯彻落实有关公费医疗的政策和规定，审核本级享受公费医疗的人数和医药费报销金额，负责经费预算的编制和经费的管理。

3.2.2　劳保医疗制度

1949 年 9 月，中国人民政治协商会议第一届全体会议通过《中国人民政治协商会议共同纲领》。政务院根据《中国人民政治协商会议共同纲领》中"逐步实行劳动保险制度"的要求，于 1951 年 2 月 26 日颁布《中华人民共和国劳动保险条例》（政秘字 134 号命令），正式确立了劳保医疗制度，以解决城市企业职工的医疗保障问题[57]。1953 年 1 月 26 日，劳动部发布试行《中华人民共和国劳动保险条例实施细则修正草案》。

劳保医疗的享受范围是全民所有制企业的职工及其供养的直系亲属。此外，区、县以上的城镇集体所有制企业及一部分乡镇企业，也可参照劳保条例，给职工及其供养的直系亲属提供劳保医疗待遇。

劳保医疗的具体待遇是：职工患病在本企业自办医疗机构或指定的社会医疗机构就医。除享受劳保医疗的职工供养的直系亲属可享受减半收费医疗外，劳保医疗的保险项目和待遇标准与公费医疗基本相同。职工所花费医疗费用，除挂号费、出诊费、营养滋补药品及整容、矫形等少数项目外，绝大部分医疗费用都由企业负担。企业根据国家制定的劳保医疗政策，自行组织实施、自行管理。

建立于计划经济时期的公费医疗和劳保医疗制度，对保障广大职工身体健康、促进国民经济发展、维护社会稳定发挥了重要作用。但是，随着社会经济发展转型和改革开放的不断深入，公费医疗和劳保医疗制度的缺陷日益突出，主要表现为保险覆盖面窄，筹资、管理及服务的社会化程度低，企业负担沉重，国家财政和单位包揽过多，缺乏对医疗机构和参保个体的有效制约机制等[52]。

为了解决城市医疗保险制度面临的这些问题，更好地满足我国经济转型及国有企业改革需要，从 20 世纪 80 年代中期开始，公费医疗和劳保医疗开始进行局部性的改革探索，包括在职职工就医时自行负担适当的医疗费用、改革公费医疗的经费管理办法和管理制度等，部分地区还开展了离退休人员劳保医疗经费社会统筹的试点和在职职工劳保医疗的大病统筹。

3.2.3　城镇职工基本医疗保险制度

1994 年，国家经济体制改革委员会等下发了《关于职工医疗制度改革的试点意见》，启动城镇职工基本医疗保险制度改革试点工作，正式确定江苏省镇江市和江西省九江市作为城镇职工医疗保障制度改革的试点城市，并于 1994 年 12 月 1 日开始正式实施[58]。1996 年，国务院办公厅转发了四部委的《关于职工医疗保障制度改革扩大试点的意见》，进一步在 57 个城市中进行城镇职工基本医疗保险制度改革试点工作。在广泛总结试点经验的基础上，1998 年 12 月，国务院召开了"全国医疗保险制度改革工作会议"，颁发了《关于建立城镇职工基本医疗保险制度的决定》（国发〔1998〕44 号），正式在全国范围内进行城镇职工医疗保险制度改革。

城镇职工基本医疗保险制度改革坚持低水平、广覆盖。"低水平"是指从我国国情和国家财政、企业的承受能力出发，确定合理的、基本的医疗保障水平。"广覆盖"是指所有城镇用人单位——企业（国有企业、集体企业、外商投资企业、私营企业等）、机关、事业单位、社会团体、民办非企业单位及其职工都要参加基本医疗保险。同时，引进个人缴费机制。参保者个人缴费可以增强参保者的节约意识和保险意识，同时也体现了公平和效率相结合的原则。此外，确立"统账结合"。个人账户主要支付门诊或小病医疗费，统筹基金支付住院或大病医疗费。同时，明确了统筹基金的起付标准和最高支付限额。在合理确定基本医疗保险统筹范围的同时，建立单独的社会保障基金财政专户，实行收支两条线管理，并对提供基本医疗服务的医疗机构和药店实行定点管理[59]。

经过二十余年的探索和发展，目前我国已全面建立了城镇职工基本医疗保险制度。截至 2020 年底，我国参加职工基本医疗保险人数 34 423 万人，参保率稳定在 95%以上[60]。

3.3 农村医疗保险制度改革

3.3.1 农村合作医疗制度

1950 年前后，为解决广大农民无医无药问题，原东北各省采用合作制和群众集资的形式，举办合作性质的基层卫生组织，建立了一批医药合作社。在 1955 年农业合作化高潮时期，以山西省高平县米山乡为代表的联合保健站最早实行"医社结合"，并采取由社员群众出"保健费"和生产合作社出公益补助结合的办法建立了集体医疗制度[61]。这是一批较早的以集体经济为基础，集体与个人相结合、互助经济的集体保健医疗站、合作医疗站或统筹医疗站，是我国农村合作医疗的雏形。

1965 年，毛泽东同志在"六二六"指示中提出"把医疗卫生工作的重点放到农村去"[62]。1968 年，毛泽东批转湖北省长阳县乐园人民公社举办合作医疗的经验，在全国掀起农村合作医疗的高潮①，合作医疗制度逐渐成为我国农村医疗保障制度的主流形式。到 1978 年，合作医疗的覆盖率达到 90%[63]。农村"合作医疗"制度、合作社的"保健站"和"赤脚医生"队伍，是新中国解决广大农村缺医少药的三件法宝。1979 年 12 月，卫生部、农业部、财政部、国家医药总局、全国供销合作总社联合发布《农村合作医疗章程（试行草案）》，对农村合作医疗的实施任务、管理机构、合作医疗基金、医务人员及中草药的采种制用等方面予以规范，要求各地结合本地区实际情况参照执行。

农村合作医疗制度用较少的卫生经费投入解决了 8 亿名农民的基本卫生问题，是我国自创的一种独特的、具有中国特色的农村医疗保障模式。但是，到了20 世纪 80 年代，随着我国社会主义市场经济体制改革，家庭联产承包责任制在农村地区的逐步推行，农村合作医疗制度由于缺乏资金支持而纷纷解体，绝大多数地区的农民又重新回到了自费医疗的状态。

3.3.2 新型农村合作医疗制度

为满足广大农村地区居民的医疗保障需求，2002 年 10 月中共中央、国务院

---

① 《"联合起来，向社会主义大道前进"——新中国成立后毛泽东反贫困、促进国强民富的思考和努力》，https://www.dswxyjy.org.cn/n1/2022/0718/c244516-32478132.html?eqidb3eb7e670000c8bf00000006647ea2b1，2022-07-18。

颁发了《关于进一步加强农村卫生工作的决定》（中发〔2002〕13 号），提出对农村贫困家庭实行医疗救助，并逐步建立新型合作医疗制度[64]。2003 年 1 月 16 日，《国务院办公厅转发卫生部等部门关于建立新型农村合作医疗制度意见的通知》（国办发〔2003〕3 号）印发，提出从 2003 年起，各省、自治区、直辖市至少要选择 2～3 个县（市）先行试点，取得经验后逐步推开[65]，并明确了目标原则、组织和管理、筹资标准、资金管理、医疗服务管理等基本政策。经过三年试点，2006 年 1 月，卫生部等七部门联合下发了《关于加快推进新型农村合作医疗试点工作的通知》，明确 2010 年实现新型农村合作医疗制度基本覆盖农村居民的目标。

3.4　城乡居民基本医疗保险制度改革

3.4.1　城镇居民基本医疗保险制度

在城镇职工基本医疗保障制度和新型农村合作医疗制度的快速推进下，城镇居民基本医疗保障制度也在加速成型。2007 年 7 月 10 日，国务院出台了《关于开展城镇居民基本医疗保险试点的指导意见》（国发〔2007〕20 号），每个省确定 2～3 个试点城市，全国共 79 个城市启动城镇居民基本医疗保险试点。2008 年，城镇居民基本医疗保险试点扩大到 229 个城市和地区。城镇居民基本医疗保险制度由财政给予一定补助，居民自愿参加，重点解决城镇居民中非就业人群的基本医疗保障问题[66]。2009 年，城镇居民基本医疗保险制度在全国范围内实施，2010 年城镇居民基本医疗保险制度实现了覆盖全国的政策目标。

《关于开展城镇居民基本医疗保险试点的指导意见》的主要内容包括：①参保范围。不属于城镇职工基本医疗保险制度覆盖范围的中小学阶段的学生（包括职业高中、中专、技校学生）、少年儿童和其他非从业城镇居民都可自愿参加城镇居民基本医疗保险。②筹资水平。根据当地的经济发展水平以及成年人和未成年人等不同人群的基本医疗消费需求，并考虑当地居民家庭和财政的负担能力，恰当确定筹资水平；探索建立筹资水平、缴费年限和待遇水平相挂钩的机制。③缴费和补助。以家庭缴费为主，政府给予适当补助。对试点城市的参保居民，政府每年按不低于人均 40 元给予补助，其中，中央财政从 2007 年起每年通过专项转移支付，对中西部地区按人均 20 元给予补助。另对低收入者和残疾人员等困难参保居民，政府也有补助。④费用支付。医疗保险基金重点用于参保居民的住院和门诊大病医疗支出，并确定起付标准、支付比例和最高支付限额。城镇居民基本医疗保险基金的使用要坚持以收定支、收支平衡、略有结余的原则[64]。

3.4.2 城乡居民基本医疗保险制度整合

2012 年 3 月，国务院的《政府工作报告》宣布"基本医疗保险覆盖范围继续扩大，13 亿城乡居民参保，全民医保体系初步形成"。从 2013 年开始，我国进入健全完善全民医保制度阶段。为了保障城乡居民公平享有基本医疗保险权益、促进城乡经济社会协调发展，2016 年 1 月 3 日，国务院颁布了《关于整合城乡居民基本医疗保险制度的意见》（国发〔2016〕3 号），要求各地整合城镇居民基本医疗保险和新型农村合作医疗两项制度，建立统一的城乡居民基本医疗保险制度[54]。

城乡居民基本医疗保险制度整合的具体要求有：①统一覆盖范围。城乡居民医保制度覆盖范围包括现有城镇居民医保和新农合所有应参保（合）人员，即覆盖除职工基本医疗保险应参保人员以外的其他所有城乡居民。农民工和灵活就业人员依法参加职工基本医疗保险，有困难的可按照当地规定参加城乡居民医保。②统一筹资政策。坚持多渠道筹资，继续实行个人缴费与政府补助相结合为主的筹资方式，鼓励集体、单位或其他社会经济组织给予扶持或资助。③统一保障待遇。遵循保障适度、收支平衡的原则，均衡城乡保障待遇，逐步统一保障范围和支付标准，为参保人员提供公平的基本医疗保障。城乡居民医保基金主要用于支付参保人员发生的住院和门诊医药费用。稳定住院保障水平，政策范围内住院费用支付比例保持在 75%左右。④统一医保目录。统一城乡居民医保药品目录和医疗服务项目目录，明确药品和医疗服务支付范围。⑤统一定点管理。统一城乡居民医保定点机构管理办法，强化定点服务协议管理，建立健全考核评价机制和动态的准入退出机制。⑥统一基金管理。城乡居民医保执行国家统一的基金财务制度、会计制度和基金预决算管理制度。城乡居民医保基金纳入财政专户，实行"收支两条线"管理。基金独立核算、专户管理，任何单位和个人不得挤占挪用[53]。

截至目前，全国已基本完成了城乡居民基本医疗保险制度整合任务，实现了"六统一"（即统一覆盖范围、统一筹资政策、统一保障待遇、统一医保目录、统一定点管理、统一基金管理）。截至 2020 年底，城乡居民基本医疗保险制度参保人数达到 101 677 万人[60]。

3.5 城乡居民大病保险与医疗救助制度

3.5.1 城乡居民大病保险制度

经过二十余年的不断改革和探索，我国先后建立起城镇职工基本医疗保险制度和城乡居民基本医疗保险制度。随着全民医保体系的初步建立，人民群众看病就医有了基本保障，但人民群众对大病医疗费用负担重的反映仍然比较强烈。为了进一步提升城乡居民的保障水平、减轻城乡居民疾病经济负担、切实解决人民群众因病致贫、因病返贫的突出问题，我国开始建立城乡居民大病保险制度。

2012 年 8 月 24 日，国家发展和改革委员会、卫生部、财政部、人力资源和社会保障部、民政部、中国保险监督管理委员会联合下发了《关于开展城乡居民大病保险工作的指导意见》（发改社会〔2012〕2605 号），提出要开展大病保险，并对大病保险的基本原则、筹资机制、保障内容、承办方式和监督管理等内容提出了明确的要求。城乡居民大病保险是在城乡基本医疗保障的基础上，对大病患者发生的高额医疗费用给予进一步保障的一项制度性安排，可进一步放大保障效用，是基本医疗保障制度的拓展和延伸，是对基本医疗保障的有益补充[67, 68]。

为加快推进大病保险制度建设，筑牢全民基本医疗保障网底，让更多的人民群众受益，2015 年国务院办公厅印发了《关于全面实施城乡居民大病保险的意见》（国办发〔2015〕57 号），并提出完善大病保险筹资机制、提高大病保险保障水平、加强医疗保障各项制度的衔接、规范大病保险承办服务等政策要求[69]。

3.5.2　城乡医疗救助制度

医疗救助是社会保障的网底，是指国家和社会对因贫困而无法负担医疗费用的公民提供的特殊帮助和支持，旨在恢复贫困患者的健康并维持其基本生存，是在相关政府部门的领导下，社会广泛参与的一种医疗保障制度安排。

为切实帮助城市贫困群众解决就医方面的困难和问题，防止因病致贫、因病返贫，2005 年 3 月 14 日国务院办公厅转发了民政部等部门《关于建立城市医疗救助制度试点工作意见的通知》（国办发〔2005〕10 号），要求各省、自治区、直辖市选择不少于 1/5 的县（市、区）进行试点，重点探索城市医疗救助的管理体制、运行机制和资金筹措机制[70]。城市医疗救助的对象主要是城市低保对象和因患大病而造成生活贫困难以维持基本生活的家庭，以及无力参加基本医疗保险的困难职工。城市医疗救助的内容主要包括：门急诊医疗、住院治疗、孕产妇保健、儿童计划免疫、儿童系统保健等[71]。

为进一步健全和完善社会保障体系，为城市医疗保障制度提供规范化的制度补充，各地纷纷对建立健全医疗救助制度进行了积极的探索。全国各地的医疗救助概括起来主要有以下几种形式：①医疗费用减免，它是医疗机构所采用的医疗救助的基本形式，包括对医疗救助对象的挂号费、治疗费、药费、住院费等费用实行一定比例的减收或者全部免收；②临时救助，它是为了缓解贫困人口就医难的问题，设立专项资金解决贫困户不能支付医药费的困难；③福利医院或济困医院，一般是由政府出面组织和动用社会资源创立的专门为贫困人口服务的医疗机构；④慈善医疗救助，一般是社会或慈善组织为贫困人群组织开展的义诊、义捐和无偿义务医治活动[72]。

为了贯彻落实中共中央、国务院《关于进一步加强农村卫生工作的决定》（中发〔2002〕13 号）文件精神，2003 年 11 月 18 日，民政部、卫生部、财政部三部委联合印发了《关于实施农村医疗救助的意见》（民发〔2003〕158 号），对农村医疗救助的对象进行了明确界定：①农村五保户、农村贫困户家庭成员；②地方政府规定的其他符合条件的农村贫困农民。农村医疗救助具体可以分为门诊医疗救助和住院医疗救助，也可以根据救助对象类别进行分类救助。医疗救助形式主要是对救助对象给予一定的医疗费用补助，或资助其参加当地的农村新型合作医疗制度。农村医疗救助基金主要通过政府投入和社会各界自愿捐助等多渠道筹集。

2009 年，民政部等部门联合印发了《关于进一步完善城乡医疗救助制度的意见》（民发〔2009〕81 号），统筹城乡医疗救助制度，并进一步指出应该在切实将城乡低保家庭成员和五保户纳入医疗救助范围的基础上，逐步将其他经济困难家庭成员纳入医疗救助范围[73]。2015 年 4 月 21 日，国务院办公厅转发民政部等部门《关于进一步完善医疗救助制度全面开展重特大疾病医疗救助工作意见的通知》（国办发〔2015〕30 号），提出进一步完善医疗救助制度，全面开展重特大疾病医疗救助。

自 2010 年起，我国城乡医疗救助制度开始进一步发展，并与基本医疗保险制度进一步衔接。2017 年，民政部等六部门颁布了《关于进一步加强医疗救助与城乡居民大病保险有效衔接的通知》（民发〔2017〕12 号），明确从保障对象、支付政策、经办服务、监督管理四个方面加强城乡医疗救助制度和基本医疗保险制度的衔接[74]。与此同时，为防止因病致贫、因病返贫，中共中央、国务院在新时期推进健康扶贫政策，决战决胜医疗保障脱贫攻坚战。2020 年，中央财政投入医疗救助补助资金 260 亿元，比 2019 年增长 6%，另外安排 40 亿元补助资金专门用于提高"三区三州"等深度贫困地区农村贫困人口医疗保障水平，安排 15 亿元特殊转移支付医疗救助补助资金[60]。

3.6　新时期医疗保障事业改革进展

党的十八大以来，以习近平同志为核心的党中央把健康中国建设上升为国家战略，明确了新时代党的卫生健康工作方针，把为群众提供安全、有效、方便、价廉的公共卫生和基本医疗服务作为基本职责。2016 年 8 月，习近平总书记在全国卫生与健康大会上强调：没有全民健康，就没有全面小康[75]。为推进健康中国建设，提高人民健康水平，根据党的十八届五中全会战略部署，2016 年 10 月，中共中央、国务院印发了建设健康中国的纲领性文件《"健康中国 2030"规划纲要》，这是推进健康中国建设的行动纲领[76]。《中华人民共和国国民经济和社会发展第十四个五年规划和 2035 年远景目标纲要》第四十四章"全面推进健康中国建设"明确提出"把保障人民健康放在优先发展的战略位置，坚持预防为主的方针，深入实施健康中国行动，完善国民健康促进政策，织牢国家公共卫生防护网，为人民提供全方位全生命期健康服务"[77]。

党的十八大以来，全民医疗保障制度改革持续推进，在破解看病难、看病贵等问题上取得了突破性进展。2018 年 3 月，国家医疗保障局成立，开始统筹规划、资源整合、信息一体、集权管理，改变了基本医疗保障领域原有的"九龙治水"现象，开启了全面建成中国特色医疗保障制度新征程。近年来，国家医疗保障局取得了一系列成就，包括稳步整合城乡分割的居民基本医疗保险制度、医疗保险筹资水平和报销水平持续提升、人民医疗负担持续减轻；快速推进医保信息化、标准化建设；掀起反医保欺诈的专项行动，维护医保基金安全；实行药品带量采购，有效控制了药品价格；取消居民医保个人账户，增强医保制度互助共济功能；通过调整医保药品目录等措施进一步提升医疗保障管理水平[51]。

为深入贯彻党的十九大关于全面建立中国特色医疗保障制度的决策部署，着力解决医疗保障发展不平衡不充分的问题，中共中央、国务院于 2020 年 2 月 5 日颁布了《关于深化医疗保障制度改革的意见》，提出了坚持以人民健康为中心，加快建成覆盖全民、城乡统筹、权责清晰、保障适度、可持续的多层次医疗保障体系，通过统一制度、完善政策、健全机制、提升服务，增强医疗保障的公平性、协调性，发挥医保基金战略性购买作用，推进医疗保障和医药服务高质量协同发展，促进健康中国战略实施，使人民群众有更多获得感、幸福感、安全感[5]。

经过二十余年的深化改革和建设，我国建立了覆盖全民的基本医疗保障制度，并顺利完成了社会保险转型，实行了社会统筹与个人账户相结合、费用分担、医疗服务竞争（"两定点"）、费用控制（结算方式、费用共担）及社会化管理等新的运行机制[52]。目前，我国已建立了世界上规模最大的基本医疗保障网。截至 2020 年底，参加基本医疗保险的人数为 136 131 万人，参保率稳定在 95%以上[1]。

我国已建成全世界最大、覆盖全民的基本医疗保障网，为缓解群众看病难看病贵、增进民生福祉、维护社会和谐稳定发挥了重要作用。"十四五"时期是开启全面建设社会主义现代化国家新征程的起步期，也是医疗保障事业改革发展的重要历史机遇期。2021 年 9 月 15 日，国务院总理李克强主持召开国务院常务会议，审议通过了"十四五"全民医疗保障规划，部署健全医保制度体系，更好满足群众就医用药需求[78]。2021 年 9 月 23 日，国务院办公厅印发的《"十四五"全民医疗保障规划》（以下简称《规划》）是医疗保障领域第一个五年规划，也是"十四五"时期医疗保障发展的总体蓝图[79]。

《"十四五"全民医疗保障规划》指出，以习近平新时代中国特色社会主义思想为指导，深入贯彻党的十九大和十九届二中、三中、四中、五中全会精神，按照党中央、国务院关于医疗保障工作的决策部署，立足新发展阶段，完整、准确、全面贯彻新发展理念，构建新发展格局，坚持以人民为中心的发展思想，深入实施健康中国战略，深化医药卫生体制改革，以推动中国特色医疗保障制度更加成熟定型为主线，以体制机制创新为动力，发挥医保基金战略性购买作用，坚持医疗保障需求侧管理和医药服务供给侧改革并重，加快建设覆盖全民、统筹城乡、公平统一、可持续的多层次医疗保障体系，努力为人民群众提供全方位全周期的医疗保障，不断提升人民群众的获得感、幸福感、安全感。

《"十四五"全民医疗保障规划》提出以下重点任务，一是健全多层次医疗保障制度体系，提升基本医疗保险参保质量，完善基本医疗保障待遇保障机制，优化基本医疗保障筹资机制，鼓励商业健康保险发展，支持医疗互助有序发展，稳步建立长期护理保险制度。二是优化医疗保障协同治理体系，持续优化医疗保障支付机制，改革完善医药价格形成机制，加快健全基金监管体制机制，协同建设高效的医药服务供给体系。三是构筑坚实的医疗保障服务支撑体系，健全医疗保障公共服务体系，强化法治支撑，推动安全发展，加快医保信息化建设，健全标准化体系。

《"十四五"全民医疗保障规划》从三方面做好实施，一是健全实施机制，做好规划重点任务分解，提升规划实施效能。二是强化能力建设，加强医疗保障人才队伍建设。三是营造良好氛围，增进各方共识，为深化医疗保障制度改革创造良好舆论环境[80]。这表明我国医疗保障事业已经进入了新发展阶段，实现医疗保障事业高质量发展，推进新时期医疗保障事业现代化治理征程，"强化能力建设，加强医疗保障人才队伍建设"是关键任务之一。

第4章 医疗保障专业开设情况

4.1 专业开设概况

目前我国普通高等学校本科专业目录中尚无"医疗保障"专业，与之密切相关的本科专业有劳动与社会保障专业（医疗保险方向）、公共事业管理专业（医疗保险方向）、经济学专业（医疗保险方向）及《普通高等学校本科专业目录（2020年版）》中新增特设的医疗保险专业。在教育部发布《普通高等学校本科专业目录（2020年版）》之前，绝大多数医疗保险专业挂靠于劳动与社会保障专业、公共事业管理等专业，医疗保险作为专业特色方向。

本书中医疗保障本科专业指的是本科专业名称为"医疗保险"或以医疗保险为专业特色方向的本科专业名称为"劳动和社会保障""公共事业管理"等的专业。本书中医疗保障专业师资队伍指的是开设"医疗保险"本科专业或以医疗保险为专业特色方向的"劳动和社会保障""公共事业管理"等本科专业所在高等院校中从事医疗保障专业课程教学和研究工作的专任教师队伍。

东南大学（其医学院为原铁道部直属的南京铁道医学院）是我国国内率先开展医疗保险本科专业人才培养的高等院校。1995年经国家教育委员会备案，东南大学医学院（原南京铁道医学院）正式开设医疗保险本科四年制专业，同年9月开始招收全国首届医疗保险专业四年制本科生，授予经济学学士学位。1998年根据教育部调整的专业目录，东南大学医疗保险专业名称调整为"劳动与社会保障"（医疗保险方向），授予管理学学位。

自1995年东南大学率先在全国开设医疗保险本科专业、正式开启医疗保险专业本科教育以来，截至2021年，全国共有35所高等院校先后开设医疗保险（方向）专业。这些专业方向大多挂靠于劳动与社会保障专业、公共事业管理专业、经济学专业等本科专业目录。2020年2月21日，《教育部关于公布2019年度普通高等学校本科专业备案和审批结果的通知》（教高函〔2020〕2号）发布了《普通高等学校本科专业目录（2020年版）》，增补特设新专业——管理学门类公共管理专业类医疗保险专业（专业代码：120413T，学位授予门类管理学，修业年限4年，增设年份2019年）；同时，2019年度各高校新增备案专业1672个，新增审批本科专业181个（含130个国家控制布点专业和51个目录外新专业），其中锦州医科大学医疗保险专业作为新专业位列其中。

随后，教育部组织开展了 2020 年度普通高等学校本科专业设置和调整工作。2021 年 2 月 10 日，在《教育部关于公布 2020 年度普通高等学校本科专业备案和审批结果的通知》（教高函〔2021〕1 号）中，新增备案医疗保险本科专业名单的高校有华北理工大学、南京医科大学、南京医科大学康达学院、山东第一医科大学、湖北经济学院、广西医科大学、甘肃中医药大学共 7 所。2021 年 12 月 10 日，在《教育部关于公布 2021 年度普通高等学校本科专业备案和审批结果的通知》（教高函〔2021〕14 号）中，长沙医学院、广东医科大学、贵州中医药大学、新疆科技学院、齐鲁医药学院等 5 所高校增设医疗保险本科专业。随着医疗保险专业正式确定为教育部新增备案本科专业，可以预见的是新设医疗保险专业的高等院校数量将逐渐增多。

4.2　资料来源与方法

医疗保障专业招生情况主要通过阳光高考网进行初步筛选，旨在获取目前我国开设医疗保障本科专业的高校及专业的基本情况。阳光高考网是中国教育部高校招生阳光工程指定信息发布平台，该平台主要发布招生政策、高校招生章程，提供学生名单公示、院校满意度、专业满意度、分数线、志愿填报指南、在线咨询等服务。

2020 年教育部发布了《普通高等学校本科专业目录（2020 年版）》，医疗保险专业开始作为特设新专业正式增补，此前医疗保障专业作为培养方向下设于劳动与社会保障、公共事业管理或保险学等本科专业。2020 年 12 月到 2021 年 5 月，笔者通过阳光高考网，以"医疗保险""医疗保障""劳动与社会保障""公共事业管理""保险学"等作为关键词进行专业检索并查询开设医疗保障专业的高校。检索内容主要包括：①高校名称、所在地区、院校层次、类型、级别；②专业具体名称、专业所属院系、近年招生数量、标准学制、所授学位；③高校目前公开公布本校医疗保障专业的教师总数量及结构（性别、职称）等。

本书采取双人同时检索、分别记录的方式，在阳光高考网查询到相关信息后，同步在各相关高校的官方网站进一步核实，同时结合相关高校关键人物访谈等对医疗保障本科专业开设情况进行信息确认，采用 Excel 软件进行医疗保障本科专业所在高校基本信息采集和分析。

4.3　专业名称与开设时间

按照专业开办年份先后顺序排列，截至 2021 年 5 月，我国开设（包括目前已停招）医疗保障本科专业的高校共计 35 所（表 4-1）。在这 35 所高校中，滨州医学院、广东药科大学、广州中医药大学、河南中医药大学、南京中医药大学翰林学院等 5 所高校由于各种原因已经停招医疗保障本科专业。

表 4-1 医疗保障本科专业基本情况

序号	高校名称	专业名称	开办年份
1	东南大学	劳动与社会保障（医疗保险）	1995 年
2	江苏大学	公共事业管理	1995 年（专科）
3	湖北医药学院	公共事业管理（医疗保险）	1993 年（专科）
4	安徽医科大学	劳动与社会保障（医疗保险）	1997 年
5	广东药科大学*	保险学	2000 年
6	华北理工大学	劳动与社会保障（医疗保险）	2000 年
		医疗保险	2021 年
7	成都中医药大学	公共事业管理	2001 年
8	福建中医药大学	公共事业管理	2001 年
9	江苏大学京江学院	公共事业管理	2001 年
10	锦州医科大学	公共事业管理（医疗保险）	2001 年
		医疗保险	2020 年
11	昆明医科大学	劳动与社会保障	2002 年
12	贵州中医药大学	劳动与社会保障	2003 年
13	江西中医药大学	保险学（健康保险）	2003 年
14	潍坊医学院	劳动与社会保障（医疗保险）	2003 年
15	天津中医药大学	劳动与社会保障（医疗保险）	2004 年
16	广东医科大学	劳动与社会保障（医疗保险）	2005 年
17	海南医学院	劳动与社会保障（医疗保险）	2006 年
18	南方医科大学	经济学（卫生经济）	2006 年
		经济学（卫生经济与医疗保险）	2015 年
		公共事业管理（医疗保险）	2020 年
19	滨州医学院*	劳动与社会保障	2008 年
20	广西医科大学	公共事业管理（社会医疗保障）	2010 年
21	安徽中医药大学	保险学	2013 年
22	广州中医药大学*	保险学（医疗保险）	2013 年
23	内蒙古医科大学	劳动与社会保障	2013 年
24	皖南医学院	保险学	2013 年

续表

序号	高校名称	专业名称	开办年份
25	西南医科大学	劳动与社会保障	2013 年
26	南京中医药大学翰林学院*	公共事业管理（医疗保险）	2013 年
27	南京中医药大学	劳动与社会保障	2015 年
28	湖北中医药大学	保险学	2016 年
29	湖北经济学院	劳动与社会保障（医疗保险）	2017 年
		医疗保险	2021 年
30	桂林医学院	劳动与社会保障	2018 年
31	南京医科大学	劳动与社会保障（医疗保险）	2018 年
		医疗保险	2021 年
32	山东第一医科大学	劳动与社会保障（医疗保障）	2020 年
		医疗保险	2021 年
33	甘肃中医药大学	医疗保险	2021 年
34	南京医科大学康达学院	医疗保险	2021 年
35	河南中医药大学*	公共事业管理（健康保险）	2010 年

注：江苏大学（原镇江医学院）和湖北医药学院（原郧阳医学院）分别于 1995 年和 1993 年开始招收医疗保险专业专科生

*为医疗保障本科专业停招高校：滨州医学院 2018 年停招，广东药科大学 2019 年停招，广州中医药大学 2019 年停招，河南中医药大学 2019 年停招，南京中医药大学翰林学院 2020 年停招

　　35 所高校中，按专业设置可分为三类：①独立设置医疗保险专业的，共 8 所；②明确设立医疗保障相关方向的，共 12 所；③未明确设立医疗保障相关方向，但在专业培养目标或培养特色中强调培养医疗保障人才的高校，共 15 所。

　　按目前的计划招生状态来看，河南中医药大学、滨州医学院、广东药科大学、广州中医药大学和南京中医药大学翰林学院 5 所高校开设的医疗保障专业目前处于暂停招生状态，处于计划招生状态的高校共计 30 所。

　　处于计划招生状态的 30 所高校中，经教育部备案并明确独立设置医疗保险专业的高校目前有 8 所，包括锦州医科大学、华北理工大学、南京医科大学、南京医科大学康达学院、山东第一医科大学、湖北经济学院、广西医科大学①、甘肃中医药大学；明确设立医疗保障相关方向的高校有 12 所，如东南大学、天津中医药大学、湖北医药学院等；未明确设立医疗保障相关方向，但在专业培养目标或培

---

　　① 该校公共事业管理（社会医疗保障）专业设立于 2010 年，是医疗保险方向的，所以也算在内。该校于 2021 年新设立了医疗保险专业。

养特色中强调培养"医疗保障人才"的高校有 15 所，如内蒙古医科大学、南京中医药大学和桂林医学院等，见表 4-2。

表 4-2　相关医疗保障专业分类及名称（方向）

序号	专业设置分类	专业名称（方向）	高校/所	高校名称
1	独立设置医疗保险专业	医疗保险	8	锦州医科大学（2020年开设）；华北理工大学*、南京医科大学*、南京医科大学康达学院*、山东第一医科大学*、湖北经济学院*、广西医科大学*、甘肃中医药大学（新设）*
2	明确设立医疗保障相关方向	劳动与社会保障	6	东南大学、天津中医药大学、潍坊医学院、安徽医科大学、广东医科大学、海南医学院
		公共事业管理（医疗保险）	3	湖北医药学院、南方医科大学、南京中医药大学翰林学院（停招）
		公共事业管理（健康保险）	1	河南中医药大学（停招）
		保险学（健康保险）	1	江西中医药大学
		保险学（医疗保险）	1	广州中医药大学（停招）
3	未明确设立医疗保障相关方向，但在专业培养目标或培养特色中强调培养"医疗保障人才"的高校	公共事业管理（培养方向或特色中强调"医疗保障"或"医疗保险"）	4	江苏大学、江苏大学京江学院、福建中医药大学、成都中医药大学
		劳动与社会保障（培养方向或特色中强调"医疗保障"或"医疗保险"）	7	内蒙古医科大学、南京中医药大学、西南医科大学、桂林医学院、贵州中医药大学、昆明医科大学、滨州医学院（停招）
		保险学（培养方向或特色中强调"医疗保障"或"医疗保险"）	4	皖南医学院、安徽中医药大学、湖北中医药大学、广东药科大学（停招）

*为 2021 年成功申报开设医疗保险专业的高校，"新设"则表明该高校第一年开设医疗保障专业

值得一提的是，未明确开设医疗保障专业（方向）但将"医疗保障学""医疗保险学""健康保险学"等医疗保障相关课程列为专业核心课程的高校超过 20 所，见表 4-3。

表 4-3　专业核心课程含医疗保障相关课程的部分高校名单

序号	高校	专业名称	核心课程名称
1	长春中医药大学	健康服务与管理专业	"医疗保障学"
2	中国医科大学	公共事业管理专业	"医疗保障学"
3	大连医科大学	公共事业管理专业	"医疗保障学"
4	山东中医药大学	公共事业管理专业	"医疗保险学"
5	齐鲁医学院	健康服务与管理专业	"医疗保险学"
6	山东女子学院	健康服务与管理专业	"医疗保险学"
7	河北师范大学	劳动与社会保障专业	"医疗保险学"
8	湖北中医药大学	保险学专业	"医疗保险学"
9	陕西服装工程学院	健康服务与管理专业	"健康保险学"
10	山西医科大学	健康服务与管理专业	"健康保险学"
11	南京财经大学	保险学专业	"健康保险学"
12	徐州医科大学	公共事业管理专业	"医疗保险学"
13	安徽三联学院	健康服务与管理专业	"健康保险学"
14	复旦大学	公共管理专业	"医疗保险学"
15	上海工程技术大学	劳动与社会保障专业	"医疗保险学"
16	江西中医药大学科技学院	保险学专业	"商业健康保险""健康保险核保理赔"
17	贵州中医药大学	健康服务与管理专业	"健康保险学"
18	右江民族医学院	劳动与社会保障专业公共事业管理专业	"医疗保险学"
19	三亚学院	健康服务与管理专业	"健康保险学"
20	温州医科大学	公共管理类专业	"医疗保障学"

4.4　所在高校的地域分布

从省份分布来看，35 所开设医疗保障本科专业的高校分别位于辽宁、天津和内蒙古等 18 个省（区、市）。江苏省数量最多（7 所），其次是广东（4 所），湖北、安徽、山东各有 3 所，广西、四川各有 2 所，辽宁、内蒙古、甘肃、天津、河北、河南、福建、江西、贵州、云南和海南各有 1 所，见表 4-4。

表 4-4　医疗保障本科专业所在高校的省（区、市）分布情况

序号	省（区、市）	数量	高校名称
1	辽宁	1	锦州医科大学
2	内蒙古	1	内蒙古医科大学
3	甘肃	1	甘肃中医药大学
4	天津	1	天津中医药大学
5	山东	3	潍坊医学院、山东第一医科大学、滨州医学院（停招）
6	河北	1	华北理工大学
7	河南	1	河南中医药大学（停招）
8	湖北	3	湖北经济学院、湖北医药学院、湖北中医药大学
9	安徽	3	安徽医科大学、安徽中医药大学、皖南医学院
10	江苏	7	东南大学、江苏大学、江苏大学京江学院*、南京医科大学、南京医科大学康达学院*、南京中医药大学、南京中医药大学翰林学院*（停招）
11	福建	1	福建中医药大学
12	江西	1	江西中医药大学
13	广东	4	广东医科大学、南方医科大学、广东药科大学（停招）、广州中医药大学（停招）
14	广西	2	广西医科大学、桂林医学院
15	四川	2	成都中医药大学、西南医科大学
16	贵州	1	贵州中医药大学
17	云南	1	昆明医科大学
18	海南	1	海南医学院

*为独立学院

按照我国地域分布划分标准，1986 年第六届全国人民代表大会第四次会议通过的《中华人民共和国国民经济和社会发展第七个五年计划》指出，东部地区包括北京、天津、河北、辽宁、上海、江苏、浙江、福建、山东、广东和海南 11 个省（市）；中部地区包括山西、内蒙古、吉林、黑龙江、安徽、江西、河南、湖北、湖南和广西 10 个省（自治区）；西部地区包括四川、贵州、云南、西藏、陕西、甘肃、青海、宁夏和新疆 9 个省（自治区）。1997 年第八届全国人民代表大会第五次会议决定设立重庆市为直辖市并划入西部地区，2000 年将内蒙古和广西调至西部地区。2011 年 6 月 13 日，国家统计局为科学反映我国不同区域的社会经济发展状况，为党中央、国务院制定区域发展政策提供依据，根据《中共中央、国务院关于促进中部地区崛起的若干意见》《关于西部大开发若干政策措施的实施意见》及党的十六大报告的精神，将我国的经济区域划分为东部、中部、西部和东北四大地区。东部包括北京、天津、河北、上海、江苏、浙江、福建、山东、广东和海南，中部包括山西、安徽、江西、河南、湖北和湖南，西部包括内蒙古、广西、重庆、四川、贵州、云南、西藏、陕西、甘肃、青海、宁夏和新疆，东北包括辽宁、吉林和黑龙江[81]。

本书参考历年来全国人大相关会议及国家统计局等相关规定，采用了 2011 年 6 月 13 日国家统计局公布的地区划分标准。从地域分布来看，35 所开设医疗保障本科专业的高校主要分布于我国东部地区。本书中仅有锦州医科大学 1 所高校属于东北地区，为方便统计分析，本书将锦州医科大学归于东部地区进行一并统计。

我国东部地区开设医疗保障本科专业的高校数量最多，有 19 所，占 54.3%，其中以江苏最多。相对于东部地区，中部地区和西部地区开设医疗保障本科专业的高校数量较少，均为 8 所。其中，中部地区开设医疗保障本科专业的高校数量最多的是湖北和安徽，均为 3 所。西部地区开设医疗保障本科专业的高校数量最多的是四川和广西，见表 4-5。

表 4-5　开设医疗保障本科专业的高校地域分布情况

地区分布	高校名称
东部地区高校（19 所）	东南大学**、锦州医科大学、华北理工大学、天津中医药大学*、山东第一医科大学、潍坊医学院、江苏大学、江苏大学京江学院、南京医科大学*、南京医科大学康达学院、南京中医药大学*、福建中医药大学、广东医科大学、南方医科大学、海南医学院、滨州医学院（停招）、南京中医药大学翰林学院（停招）、广东药科大学（停招）、广州中医药大学*（停招）
中部地区高校（8 所）	湖北经济学院、湖北医药学院、湖北中医药大学、安徽中医药大学、安徽医科大学、皖南医学院、江西中医药大学、河南中医药大学（停招）
西部地区高校（8 所）	内蒙古医科大学、成都中医药大学*、西南医科大学、昆明医科大学、贵州中医药大学、广西医科大学、桂林医学院、甘肃中医药大学

**表示既是"双一流"，又是原"985"和原"211"高校；*表示"双一流"高校

4.5　所在高校的类别分布

从高校类别来看，开设医疗保障本科专业的 35 所高校以单科性高校为主，其中医学院校有 28 所（占 80.0%），理工类和财经类院校共 2 所（占 5.7%）；独立院校有 3 所（占 8.6%），综合类大学有 2 所（占 5.7%）。28 所医学院校中，有 17 所医科大学/学院和 11 所中医药大学/学院（表 4-6）。

表 4-6　开设医疗保障本科专业的高校类别

高校分类及数量		高校名称
综合类：2 所		东南大学、江苏大学
医学类：28 所	医科大学/学院：17 所	锦州医科大学、潍坊医学院、山东第一医科大学、湖北医药学院、安徽医科大学、南京医科大学、广东医科大学、南方医科大学、广西医科大学、内蒙古医科大学、皖南医学院、西南医科大学、桂林医学院、昆明医科大学、海南医学院、滨州医学院（停招）、广东药科大学（停招）
	中医药大学/学院：11 所	天津中医药大学、江西中医药大学、南京中医药大学、福建中医药大学、成都中医药大学、甘肃中医药大学、湖北中医药大学、安徽中医药大学、贵州中医药大学、河南中医药大学（停招）、广州中医药大学（停招）
财经类：1 所		湖北经济学院
理工类：1 所		华北理工大学
独立学院：3 所		江苏大学京江学院、南京医科大学康达学院、南京中医药大学翰林学院（停招）

在这开设医疗保障本科专业的 35 所高校中，东南大学是唯一的一所教育部直属的既是"双一流"又是原"985"和原"211"高校。截至本次调查时，包括东南大学在内的"双一流"高校一共有 6 所，分别是东南大学、天津中医药大学、南京医科大学、南京中医药大学、成都中医药大学、广州中医药大学（停招）。

4.6　专业学制与学位情况

在这 35 所高校中，医疗保障本科专业的标准学制均为 4 年（表 4-7）。其中，有 28 所高校对医疗保障本科专业授予管理学学士学位，占 80.0%，有 6 所高校对医疗保障专业授予经济学学士学位，占 17.1%，有 1 所高校对医疗保障专业授予理学学士学位，占 2.9%。

表 4-7 医疗保障本科专业的学制与学位情况

序号	高校名称	专业名称（方向）	标准学制	授予学位
1	东南大学	劳动与社会保障（医疗保险）	4 年	管理学
2	锦州医科大学	医疗保险	4 年	管理学
3	山东第一医科大学	劳动与社会保障（医疗保障）	4 年	管理学
		医疗保险	4 年	管理学
4	华北理工大学	劳动与社会保障	4 年	管理学
		医疗保险	4 年	管理学
5	湖北经济学院	劳动与社会保障（医疗保险）	4 年	管理学
		医疗保险	4 年	管理学
6	潍坊医学院	劳动与社会保障（医疗保险）	4 年	管理学
7	湖北医药学院	公共事业管理（医疗保险）	4 年	管理学
8	安徽医科大学	劳动与社会保障（医疗保险）	4 年	管理学
9	江苏大学	公共事业管理	4 年	管理学
10	江苏大学京江学院	公共事业管理	4 年	管理学
11	南京医科大学	劳动与社会保障（医疗保险）	4 年	管理学
		医疗保险	4 年	管理学
12	南京医科大学康达学院	公共事业管理（医疗保险）	4 年	管理学
		医疗保险	4 年	管理学
13	广东医科大学	劳动与社会保障（医疗保险）	4 年	管理学
14	南方医科大学	公共事业管理（医疗保险）	4 年	管理学
15	广西医科大学	公共事业管理（社会医疗保障）	4 年	管理学
		医疗保险	4 年	管理学
16	海南医学院	劳动与社会保障（医疗保险）	4 年	管理学
17	内蒙古医科大学	劳动与社会保障	4 年	管理学
18	南京中医药大学	劳动与社会保障	4 年	管理学
19	福建中医药大学	公共事业管理	4 年	管理学
20	成都中医药大学	公共事业管理	4 年	管理学
21	西南医科大学	劳动与社会保障	4 年	管理学
22	桂林医学院	劳动与社会保障	4 年	管理学
23	甘肃中医药大学	医疗保险	4 年	管理学

序号	高校名称	专业名称（方向）	标准学制	授予学位
24	昆明医科大学	劳动与社会保障	4 年	管理学
25	贵州中医药大学	劳动与社会保障	4 年	管理学
26	江西中医药大学	保险学（健康保险）	4 年	经济学
27	皖南医学院	保险学	4 年	经济学
28	湖北中医药大学	保险学	4 年	经济学
29	安徽中医药大学	保险学	4 年	经济学
30	天津中医药大学	劳动与社会保障（医疗保险）	4 年	理学
31	滨州医学院*	劳动与社会保障	4 年	管理学
32	河南中医药大学*	公共事业管理（健康保险）	4 年	管理学
33	南京中医药大学翰林学院*	公共事业管理（医疗保险）	4 年	管理学
34	广州中医药大学*	保险学（医疗保险）	4 年	经济学
35	广东药科大学*	保险学	4 年	经济学

注：截至 2021 年 5 月，2021 年新获批备案医疗保险本科专业的 7 所高校（华北理工大学、南京医科大学、南京医科大学康达学院、山东第一医科大学、湖北经济学院、广西医科大学、甘肃中医药大学）的医疗保险专业尚未正式招生。除甘肃中医药大学首次获批医疗保障本科专业外，其余 6 所高校（华北理工大学、南京医科大学、南京医科大学康达学院、山东第一医科大学、湖北经济学院、广西医科大学）在 2021 年前已开设医疗保障专业并招生。南京医科大学劳动与社会保障（医疗保险）专业已停招。

*为医疗保障本科专业停招高校

第5章　医疗保障专业建设情况

5.1　调查对象与方法

本书调查对象为全国高校医疗保障本科专业的负责人。由于正值新冠疫情防控期间，课题组主要采取线上线下相结合的方式，同时开展相关知情人访谈，旨在从专业负责人角度了解医疗保障专业师资队伍建设的实际情况。问卷调查分为两阶段，第一阶段主要是医疗保障专业负责人基本情况调查，第二阶段主要是医疗保障专业办学情况的调查，该阶段同时结合半结构式知情人访谈。

第一阶段为医疗保障专业负责人基本情况调查，调查范围为全国 35 所开设（包括已停招）医疗保障本科专业高校。调查内容主要是专业负责人的人口社会学基本情况，如人口社会学基本特征、最高学历及毕业学校、最高学位所属学科背景、职称、岗位类型、工作年限、获得最高层次人才称号等。2021 年 3 月到 5 月，笔者发放问卷 35 份，回收问卷 34 份，有效问卷 34 份，有效问卷回收率为 97.1%。

第二阶段为医疗保障专业办学情况调查，调查范围为处于计划招生状态的开设医疗保障本科专业的高校。"双一流"高校全部纳入调查范围，包括已停招的广州中医药大学。此外，由于江苏大学京江学院医疗保障专业尚无单独专业师资，甘肃中医药大学为 2021 年教育部新增设医疗保险专业，故而暂未将这 2 所高校纳入研究范围。

调查内容主要包括医疗保障专业的专业课程授课教师的教学与科研情况、专业建设与师德师风情况、师资建设规划情况三大模块。知情人访谈采用半结构式访谈提纲，主要是在问卷调查的基础上进一步采集医疗保障专业负责人对专业教师的教学与科研情况、专业建设与师德师风情况、师资建设规划情况等的看法和思考等。

2021 年 3 月到 5 月，笔者向符合上述条件的全国 29 所高校的医疗保障专业负责人发放调查问卷。共发放 29 份调查问卷，回收问卷 29 份，有效问卷 29 份，有效问卷回收率为 100%。

5.2　专业负责人所在高校分布

参与调查的医疗保障专业负责人所在的 29 所高校中，"双一流"高校有 6

所（东南大学、天津中医药大学、南京医科大学、南京中医药大学、广州中医药大学、成都中医药大学）。为进一步研究参与调查的医疗保障专业所在高校的地域分布情况，本书将 29 所高校按其所在的地理位置和当地经济发展水平分为东、中、西部地区。东、中、西部地区采用 2011 年 6 月 13 日国家统计局公布的地区划分标准。本书中，仅有锦州医科大学 1 所高校属于东北地区，其关键数据与东部其他地区差异不明显，故本书将锦州医科大学归于东部地区进行一并统计。

调查结果显示，这 29 所高校中，位于东部地区的有 15 所（占 51.7%），包括 1 所教育部直属的"双一流"、原"985"和原"211"高校（东南大学）和 4 所"双一流"高校（南京医科大学、天津中医药大学、南京中医药大学和广州中医药大学）。此外，中部地区有 7 所（占 24.1%）；西部地区有 7 所（占 24.1%），其中包括 1 所"双一流"高校（成都中医药大学），见表 5-1。

表 5-1　开设医疗保障专业高校的地区分布情况

地区分布	高校名称
东部地区高校（15 所）	东南大学**、锦州医科大学、华北理工大学、天津中医药大学*、山东第一医科大学、潍坊医学院、江苏大学、南京医科大学*、南京医科大学康达学院、南京中医药大学*、福建中医药大学、广东医科大学、广州中医药大学*、南方医科大学、海南医学院
中部地区高校（7 所）	湖北经济学院、湖北医药学院、湖北中医药大学、安徽中医药大学、安徽医科大学、皖南医学院、江西中医药大学
西部地区高校（7 所）	内蒙古医科大学、成都中医药大学*、西南医科大学、昆明医科大学、贵州中医药大学、广西医科大学、桂林医学院

**表示既是"双一流"又是原"985"和原"211"高校；*表示"双一流"高校

5.3　专业负责人的基本情况

调查结果显示，34 名医疗保障专业负责人中，女性占比略高于男性；年龄都在 31 岁及以上，41～50 岁者居多（占比 44.1%）；税前年总收入多在 14.1 万～30 万元（占 50.0%）；已婚者为主，占比 91.2%；最高学历以硕士和博士为主，本科及以下仅占 2.9%，见表 5-2。

表 5-2　医疗保障专业负责人基本信息

特征	类别	人数/人	占比
性别	男	15	44.1%
	女	19	55.9%
年龄（周岁）	30 岁及以下	0	0

续表

特征	类别	人数/人	占比
年龄（周岁）	31～40 岁	10	29.4%
	41～50 岁	15	44.1%
	51 岁及以上	9	26.5%
税前年总收入	小于 3.6 万元	0	0
	3.6 万～14 万元	10	29.4%
	14.1 万～30 万元	17	50.0%
	30.1 万～42 万元	5	14.7%
	42.1 万～66 万元	1	2.9%
	66.1 万～96 万元	1	2.9%
	大于 96 万元	0	0
婚姻状态	单身	0	0
	已婚	31	91.2%
	离异	3	8.8%
最高学历	本科及以下	1	2.9%
	硕士	17	50.0%
	博士	16	47.1%
最高学历毕业学校（多选）	国外高校	1	2.9%
	原"985"高校	12	35.3%
	原"211"高校	10	29.4%
	"双一流"高校	7	20.6%
	综合性大学	13	38.2%
	单科性院校	9	26.5%
	民办高校	0	0
最高学位所属学科门类	哲学	2	5.9%
	经济学	9	26.5%
	法学	2	5.9%
	教育学	0	0
	文学	0	0
	历史学	0	0
	医学	3	8.8%
	管理学	18	52.9%
	理学	0	0
	工学	0	0

续表

特征	类别	人数/人	占比
是否有出国留学或访学等研修经历	是	16	47.1%
	否	18	52.9%
最高层次人才称号（多选）	国家级	0	0
	省级	10	29.4%
	校级	11	32.4%
	未获得	14	41.2%
职称	初级	0	0
	中级	4	11.8%
	副高级	16	47.1%
	正高级	14	41.2%
岗位类型	教师岗	28	82.4%
	行政岗	0	0
	双肩挑	6	17.6%
	其他	0	0
工作年限	5 年及以下	4	11.8%
	6～10 年	3	8.8%
	11～20 年	18	52.9%
	20 年以上	9	26.5%

注：表中占比合计不为 100%是四舍五入修约所致

同时，最高学历毕业于国外高校仅占 2.9%；最高学位所属学科门类为管理学超过半数，占比 52.9%；超半数没有国外留学或访学等研修经历，占 52.9%；高达 41.2%未获得过校级及以上人才称号；副高级职称约占半数（占 47.1%）；82.4%为教师岗；工作年限为 11～20 年占比最高（占 52.9%）。

5.3.1 性别和年龄构成情况

调查结果显示，在 34 名医疗保障专业负责人中，男女性别构成比例约为 1∶1.27。其中，男性有 15 人，占 44.1%；女性有 19 人，占 55.9%。

在 34 名医疗保障专业负责人中，年龄段在 41～50 岁的人数最多，有 15 人，占 44.1%；其次是 31～40 岁年龄段的，有 10 人，占 29.4%；51 岁及以上的教师有 9 人，占 26.5%；年龄在 30 岁及以下的为 0 人。

5.3.2　收入与婚姻状况

从税前年总收入来看，在 34 名医疗保障专业负责人中，2020 年税前总收入小于 3.6 万元的为 0 人，2020 年税前总收入为 3.6 万～14 万元的有 10 人，占 29.4%；收入为 14.1 万～30 万元的有 17 人，占 50.0%；收入为 30.1 万～42 万元的有 5 人，占 14.7%；收入为 42.1 万～66 万元的有 1 人，占 2.9%；收入为 66.1 万～96 万元的有 1 人，占 2.9%；收入大于 96 万元的为 0 人。

从婚姻状态来看，在 34 名医疗保障专业负责人中，已婚的有 31 人，占 91.2%，离异的有 3 人，占 8.8%，目前处于单身状态的 0 人。

5.3.3　最高学历学位情况

从最高学历来看，在 34 名医疗保障专业负责人中，最高学历为博士研究生者有 16 人（占 47.1%），最高学历为硕士研究生者有 17 人（占 50.0%），最高学历为本科及以下者仅有 1 人（占 2.9%）。

从最高学历毕业学校来看，在 34 名医疗保障专业负责人中，最高学历毕业于原"985"和原"211"高校的分别有 12 人和 10 人，分别占 35.3%和 29.4%；另外，有 7 人最高学历毕业于"双一流"高校，占 20.6%；最高学历毕业于综合性大学的有 13 人，占 38.2%；最高学历毕业于单科性院校的有 9 人，占 26.5%；仅有 1 人最高学历毕业于国外高校，占 2.9%；毕业于民办高校的人数为 0 人，见图 5-1。

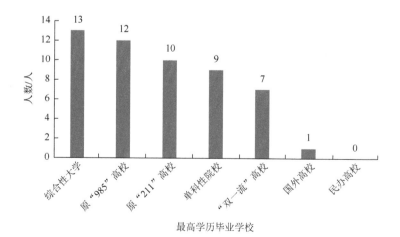

图 5-1　医疗保障专业负责人最高学历毕业学校情况

从最高学位所属学科门类来看，在 34 名医疗保障专业负责人中，超过一半的专业负责人最高学位所属学科门类为管理学（占 52.9%），最高学位所属学科门类为经济学的有 9 人（占 26.5%），最高学位所属学科门类为医学的有 3 人（占 8.8%），最高学位所属学科门类为哲学和法学的分别有 2 人，分别占 5.9%，见图 5-2。

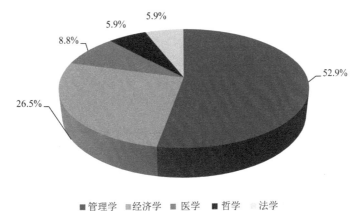

图 5-2　医疗保障专业负责人最高学位所属学科门类

5.3.4　工作年限、职称和岗位类型

从工作年限来看，在 34 名医疗保障专业负责人中，绝大部分（占 79.4%）从事医疗保障教育工作超过 10 年。从事医疗保障专业教育工作 20 年以上的有 9 人（占 26.5%），从事医疗保障专业教育工作 11～20 年的有 18 人（占 52.9%），从事医疗保障专业教育工作 6～10 年的有 3 人（占 8.8%），从事医疗保障专业教育工作 5 年及以下的有 4 人（占 11.8%）。

同时，调查结果显示，在 34 名医疗保障专业负责人中，绝大部分（占 88.3%）医疗保障专业负责人最高职称在副高级及以上。其中，正高级职称有 14 人，占 41.2%；副高级职称有 16 人，占 47.1%；中级职称有 4 人，占 11.8%；初级职称为 0 人。

从岗位类型来看，在 34 名医疗保障专业负责人中，教师岗有 28 人（占 82.4%），"双肩挑"有 6 人（占 17.6%），行政岗或其他岗位为 0 人。

5.3.5　国外研修经历与人才称号

从国外研修经历来看，在 34 名医疗保障专业负责人中，有 16 人（占 47.1%）

有过出国留学或访学等研修经历，超过半数的专业负责人（18 人，占 52.9%）没有出国留学或访学等研修经历。

从获得的最高层次人才称号来看，在 34 名医疗保障专业负责人中，暂无医疗保障专业负责人获得过国家级人才称号。有 14 人（占 41.2%）没有获得过任何层次的人才称号，有 20 人（占 58.8%）已获得高层次人才称号。在已获得高层次人才称号的 20 人中，有 10 人获得过省级人才称号（占 29.4%），有 11 人获得过校级人才称号（占 32.4%），其中 1 人同时获得校级和省级人才称号，见图 5-3。

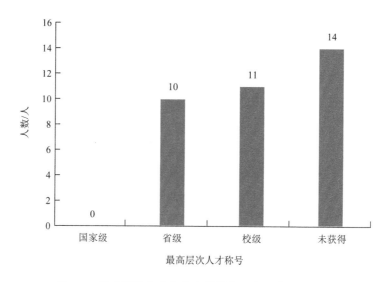

图 5-3　医疗保障专业负责人的最高层次人才称号情况

5.4　专业教学与科研情况

5.4.1　年人均课时量

调查显示，我国医疗保障专业教师的年人均课时量是 212 课时。将东、中、西部地区医疗保障年课时量进行比较，可以发现西部地区医疗保障专业教师年人均课时量最多，约为 241 课时；其次是中部地区，约为 220 课时；东部地区医疗保障专业教师年人均课时量最低，约为 195 课时。我国绝大多数医疗保障专业教师的年人均课时量为 150～300 课时，医疗保障专业教师年人均课时量最高为 340 课时，最少为 58 课时，见图 5-4。

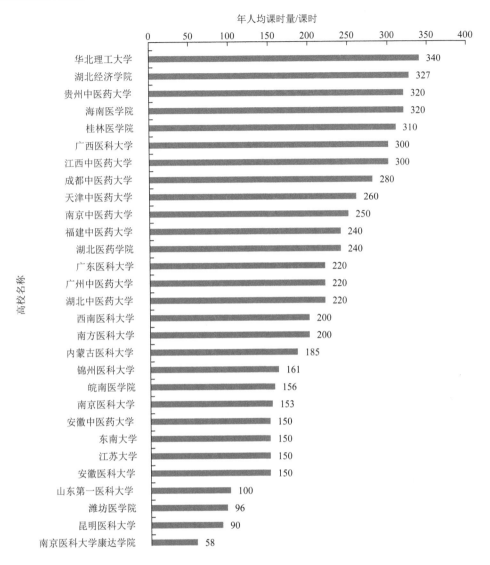

图 5-4　高校医疗保障专业教师年人均课时量情况

5.4.2　年人均科研经费

在 29 所开设医疗保障专业的高校中,医疗保障专业教师的年人均科研经费为 5 万元。将东、中、西部地区的医疗保障专业教师的年人均科研经费数进行比较,可以发现东部地区医疗保障专业教师的年人均科研经费最多(约为 6.1 万元),高于全国平均水平；中部地区与西部地区的医疗保障专业教师的年人均科研经费则低于全国平均水平，分别约为 3.7 万元和 3.8 万元。

进一步分析发现，医疗保障专业教师的年人均科研经费为 2 万元以下的有 10 所高校，2 万~6 万元（不含）的有 10 所高校，6 万~10 万元的有 6 所高校，10 万元以上的有 3 所高校。

5.5　专业建设基本情况

5.5.1　最高办学层次

最高办学层次方面，在 29 所开设医疗保障专业的高校中，16 所高校的最高办学层次是学士学位授权点，占 55.2%。另有 9 所高校的最高办学层次是硕士学位授权点（占 31.0%），4 所高校的最高办学层次是博士学位授权点（占 13.8%）。

按照地区划分，东部地区有 7 所（占 46.7%）高校最高办学层次为学士学位授权点，4 所（占 26.7%）高校最高办学层次为硕士学位授权点，4 所（占 26.7%）高校最高办学层次为博士学位授权点。中部地区有 6 所（85.7%）高校最高办学层次为学士学位授权点，1 所（14.3%）高校最高办学层次为硕士学位授权点，暂无高校最高办学层次为博士学位授权点。西部地区有 3 所（42.9%）高校最高办学层次为学士学位授权点，4 所（57.1%）高校最高办学层次为硕士学位授权点，暂无高校最高办学层次为博士学位授权点，见表 5-3。

表 5-3　东、中、西部地区开设医疗保障专业高校的最高办学层次情况

地区	学士学位授权点		硕士学位授权点		博士学位授权点		合计	
	高校数量/所	占比	高校数量/所	占比	高校数量/所	占比	高校数量/所	占比
东部	7	46.7%	4	26.7%	4	26.7%	15	100%
中部	6	85.7%	1	14.3%	0	0	7	100%
西部	3	42.9%	4	57.1%	0	0	7	100%
全国	16	55.2%	9	31.0%	4	13.8%	29	100%

注：合计不为 100% 是四舍五入修约所致

在我国 332 名医疗保障专业教师中，有 104 名是硕士研究生导师（占 31.3%），9 名博士研究生导师（占 2.7%）。东部地区有 43 名硕士研究生导师（占 41.3%），

7 名博士研究生导师（占 77.8%）；中部地区有 30 名硕士研究生导师（占 28.8%），2 名博士研究生导师（占 22.2%）；西部地区有 31 名硕士研究生导师（占 29.8%），暂无博士研究生导师，见表 5-4 和图 5-5。

表 5-4　东、中、西部地区医疗保障专业研究生导师情况

地区	硕士研究生导师		博士研究生导师	
	人数/人	占比	人数/人	占比
东部	43	41.3%	7	77.8%
中部	30	28.8%	2	22.2%
西部	31	29.8%	0	0
合计	104	100%	9	100%

注：合计不为 100% 是四舍五入修约所致

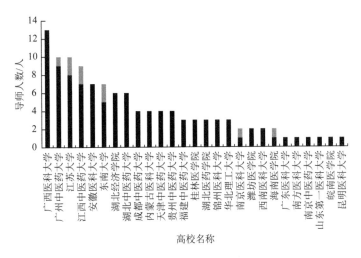

图 5-5　高校医疗保障专业研究生导师情况

在 29 所开设医疗保障专业的高校中，2 所高校没有硕、博研究生导师。其余 27 所高校中，6 所高校医疗保障专业教师中拥有博士研究生导师。由于目前与医疗保障专业相关的硕士学位点或博士点大多数被涵盖于社会保障、社会医学与卫生事业管理等研究方向，这些研究方向一般挂靠于公共管理、管理科学与工程、公共卫生与预防医学等一级学科硕士点或博士点，这导致本次被调查的医疗保障专业负责人对所在高校的医疗保障专业的最高办学层次理解存在分歧，部分高校医疗保障专业的负责人填报的最高层次与实际情况存在一定出入，见表 5-5。

表5-5 开设医疗保障专业高校的最高办学层次及研究生导师情况

地区	学士学位授权点	硕士研究生招生		博士研究生招生	
		硕士学位授权点	有硕士研究生导师的高校	博士学位授权点	有博士研究生导师的高校
东部	广东医科大学 广州中医药大学 锦州医科大学 南京中医药大学 山东第一医科大学 天津中医药大学 南京医科大学康达学院	东南大学 福建中医药大学 南京医科大学 海南医学院 华北理工大学	东南大学 广州中医药大学 江苏大学 南京医科大学 天津中医药大学 福建中医药大学 锦州医科大学 华北理工大学 海南医学院 广东医科大学 南方医科大学 南京中医药大学 山东第一医科大学	东南大学 南方医科大学 江苏大学 潍坊医学院	东南大学 广州中医药大学 江苏大学 东南大学 南京医科大学 海南医学院
中部	湖北经济学院 湖北医药学院 江西中医药大学 皖南医学院 湖北中医药大学 安徽中医药大学	安徽医科大学	安徽医科大学 江西中医药大学 湖北经济学院 湖北中医药大学 湖北医药学院 皖南医学院		江西中医药大学
西部	昆明医科大学 贵州中医药大学 内蒙古医科大学	成都中医药大学 西南医科大学 广西医科大学 桂林医学院	成都中医药大学 内蒙古医科大学 广西医科大学 贵州中医药大学 桂林医学院 昆明医科大学		

5.5.2 一流专业建设

截至本次调查结束，在这29所高校中，有13所高校的医疗保障专业入选校级及以上一流本科专业建设点（占44.8%），有16所高校的医疗保障专业尚未入选各级一流本科专业建设点（占55.2%）。医疗保障专业入选校级及以上一流本科专业建设点的13所高校中，有3所高校的医疗保障专业入选国家级一流本科专业建设点，6所高校的医疗保障本科专业入选省级一流本科专业建设点，4所高校的医疗保障专业入选校级一流本科专业建设点，见图5-6和表5-6。

按照地区划分，东部地区有3所（20.0%）是国家级一流本科专业建设点（东南大学、江苏大学和南方医科大学），1所（6.7%）是省级一流本科专业建设点（福建中医药大学），2所（13.3%）是校级一流本科专业建设点（海南医学院和南京

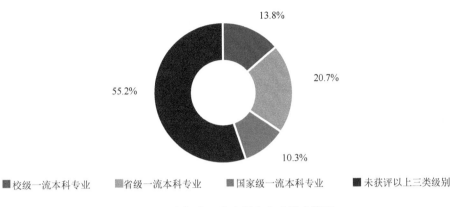

图 5-6　医疗保障一流本科专业建设点情况

表 5-6　东、中、西部地区医疗保障相关一流本科专业建设情况

地区	国家级一流本科专业建设点	省级一流本科专业建设点	校级一流本科专业建设点
东部	东南大学 江苏大学 南方医科大学	福建中医药大学	海南医学院 南京医科大学康达学院
中部		安徽医科大学 江西中医药大学	湖北经济学院 安徽中医药大学
西部		成都中医药大学 昆明医科大学 广西医科大学	

医科大学康达学院），9 所（60.0%）暂未获得校级及以上一流本科专业建设点，
见表 5-7。

表 5-7　东、中、西部地区医疗保障本科专业建设情况

地区	国家级一流本科专业建设点		省级一流本科专业建设点		校级一流本科专业建设点		暂无		合计	
	高校数量/所	占比	高校数量/所	占比	高校数量/所	占比	高校数量/所	占比	高校数量/所	占比
东部	3	20.0%	1	6.7%	2	13.3%	9	60.0%	15	100%
中部	0	0	2	28.6%	2	28.6%	3	42.9%	7	100%
西部	0	0	3	42.9%	0	0	4	57.1%	7	100%
全国	3	10.3%	6	20.7%	4	13.8%	16	55.2%	29	100%

注：合计不为 100% 是四舍五入修约所致

中部地区高校暂无医疗保障专业被评为国家级一流本科专业建设点，2 所（28.6%）是省级一流本科专业建设点（安徽医科大学和江西中医药大学），有 2 所（28.6%）高校的医疗保障专业是校级一流本科专业建设点（湖北经济学院和安徽中医药大学），有 3 所（42.9%）暂未获得校级及以上一流本科专业建设点。

西部地区高校暂无医疗保障专业被评为国家级一流本科专业建设点和校级一流本科专业建设点；3 所（42.9%）是省级一流本科专业建设点（成都中医药大学、昆明医科大学和广西医科大学）；4 所（57.1%）暂未获得校级及以上本科专业建设点。

在本科专业一流课程建设方面，南方医科大学和锦州医科大学医疗保障专业各有一门省级一流本科课程，课程名称分别为"医疗保险学"和"保险法"。

5.5.3　专业课程设置

1. 基础课程评价

本书将医疗保障专业的基础课程主要分为医学、经济学、管理学、社会学和保险学等五大类课程模块，调查医疗保障专业教师对这 5 类课程模块在医疗保障专业基础课程设置中的必要性的评价情况（1～5 分，分值越高，代表必要性越强）。

结果显示，从平均分来看，233 名医疗保障专业教师认为这 5 类课程设置的必要性依次为（均分从高到低）：保险学类课程（4.28 分）、管理学类课程（3.93 分）、经济学类课程（3.89 分）、医学类课程（3.85 分）、社会学类课程（3.53 分）。从选项频次来看，保险学类课程和医学类课程的打分以"5 分"为主，其他 3 类课程均以"4 分"为多，见表 5-8。

表 5-8　医疗保障本科专业的基础课程得分情况

基础课类别	均值/分	众数/分	最大值/分	最小值/分	总分
医学类	3.85	5	5	1	896
经济学类	3.89	4	5	1	907
管理学类	3.93	4	5	1	916
社会学类	3.53	4	5	1	822
保险学类	4.28	5	5	1	998

2. 专业课程评价

本书将医疗保障本科专业的专业课程主要分为卫生政策与管理类、社会医疗保险类、商业健康保险类三大类课程模块，调查医疗保障专业教师对这 3 类专业课程模块在医疗保障专业基础课程设置中的必要性的评价情况（1～5 分，分值越高，代表必要性越强）。

调查结果显示，从平均分来看，医疗保障专业教师认为这 3 类课程设置的必要性依次为（均分从高到低）：社会医疗保险类课程（4.37 分）、商业健康保险类课程（4.18 分）、卫生政策与管理类课程（4.12 分），见表 5-9。

表 5-9　医疗保障专业的专业课程得分情况

专业课类别	均值/分	众数/分	最大值/分	最小值/分	总分
卫生政策与管理类	4.12	5	5	1	961
社会医疗保险类	4.37	5	5	1	1019
商业健康保险类	4.18	5	5	1	973

3. 具体课程评价

本书罗列出"卫生经济学""卫生事业管理学""卫生政策学"等 18 门专业相关课程，调查医疗保障专业教师对这 18 门课程设置必要性的评价情况（1～5 分，分值越高，代表必要性越强）。

调查结果显示，从平均分来看，平均分最高的是"医学统计学"（4.47 分），然后依次是"社会保险学"（4.28 分）、"医疗保险统计学"（4.28 分）、"医疗保险支付方式"（4.22 分）、"卫生经济学"（4.14 分）、"健康保险学"（4.14 分）、"医疗保险基金管理"（4.11 分）、"健康保险核保与理赔"（4.06 分）、"卫生事业管理学"（3.99 分）、"卫生政策学"（3.93 分）、"医疗保险国际比较"（3.83 分）、"医院管理学"（3.76 分）、"健康保险法律制度"（3.76 分）、"健康保险市场调查与预测"（3.73 分）、"卫生法学"（3.66 分）、"健康保险营销学"（3.66 分）、"药物经济学"（3.48 分）、"卫生监督学"（3.48 分），见表 5-10。

表 5-10　医疗保障专业课程评价得分情况

具体课程	均值/分	众数/分	最大值/分	最小值/分	总分
"卫生经济学"	4.14	5	5	1	965
"卫生事业管理学"	3.99	5	5	1	930

续表

具体课程	均值/分	众数/分	最大值/分	最小值/分	总分
"卫生政策学"	3.93	4	5	1	916
"卫生法学"	3.66	4	5	1	853
"卫生监督学"	3.48	3	5	1	788
"医院管理学"	3.76	4	5	1	875
"药物经济学"	3.48	4	5	1	812
"社会保险学"	4.28	5	5	1	997
"医学统计学"	4.47	5	5	1	1041
"医疗保险统计学"	4.28	5	5	1	997
"医疗保险基金管理"	4.11	5	5	1	958
"医疗保险支付方式"	4.22	5	5	1	983
"医疗保险国际比较"	3.83	4	5	1	892
"健康保险学"	4.14	5	5	1	965
"健康保险营销学"	3.66	4	5	1	852
"健康保险法律制度"	3.76	4	5	1	877
"健康保险市场调查与预测"	3.73	4	5	1	869
"健康保险核保与理赔"	4.06	5	5	1	945

此外，调查中有教师反映医疗保障专业也有必要开设诸如"保险精算学""公共管理学""保险法学""人身保险学""风险管理学""公共经济学""病案管理与疾病分类""卫生信息系统学""社会调查研究方法"等课程。

5.5.4 专业发展前景

1. 新生高考报考意愿

关于医疗保障专业的高考报考意愿方面，在 233 名医疗保障专业教师中，有54 人（占 23.2%）反映该校在读生在填报高考意愿时，对医疗保障专业的报考"意愿较强"，148 人（占 63.5%）反映"意愿一般"，31 人（占 13.3%）反映"意愿较弱"，见图 5-7。

2. 毕业生就业满意度

关于所在高校医疗保障专业毕业生就业满意度方面，在 233 名医疗保障专业教师中，有 70 人（占 30.0%）反映所在高校医疗保障专业毕业生的"就业满意度

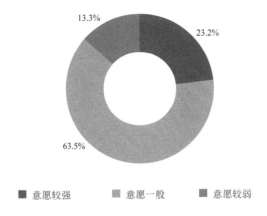

图 5-7　在读生高考时报考医疗保障专业意愿情况

较高",150 人（占 64.4%）反映所在高校医疗保障专业毕业生的"就业满意度一般",13 人（占 5.6%）反映所在高校医疗保障专业毕业生的"就业满意度较低",见图 5-8。

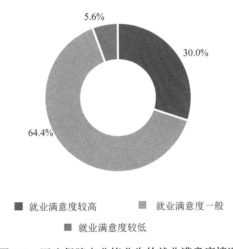

图 5-8　医疗保障专业毕业生的就业满意度情况

3. 对专业发展前景的态度

关于专业发展前景,在 29 名被调查的医疗保障专业负责人中,将近一半对医疗保障专业的发展前景持"乐观"的态度,有 14 人（48.3%）;7 人持"很乐观"的态度,（占 24.1%）;5 人认为医疗保障专业前景"一般"（占 17.2%）;3 人认为该专业前景"不太乐观"（占 10.3%）,无人认为医疗保障专业前景"很不乐观",见图 5-9。

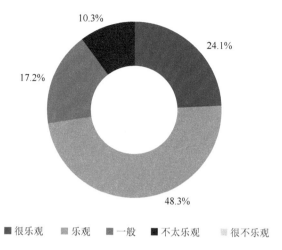

图 5-9　医疗保障专业负责人对专业发展前景的态度

　　在东部地区 15 所高校中，8 所高校医疗保障专业负责人对专业发展前景持"乐观"的态度(占 53.3%)；4 所高校医疗保障专业负责人对专业发展前景持"很乐观"的态度（占 26.7%）；3 所高校医疗保障专业负责人对专业发展前景评价为"一般"（占 20.0%）。

　　在中部地区 7 所高校中，3 所高校医疗保障专业负责人对专业发展前景持"乐观"的态度（占 42.9%）；2 所高校医疗保障专业负责人对专业发展前景持"不太乐观"的态度（占 28.6%）；1 所高校医疗保障专业负责人对专业发展前景持"很乐观"的态度（占 14.3%）；1 所高校医疗保障专业负责人对专业发展前景评价为"一般"（占 14.3%）

　　西部地区 7 所高校中，3 所高校医疗保障专业负责人对专业发展前景持"乐观"的态度（占 42.9%）；2 所高校医疗保障专业负责人对专业发展前景持"很乐观"的态度（占 28.6%）；1 所高校医疗保障专业负责人对专业发展前景持"不太乐观"的态度（占 14.3%）；1 所高校医疗保障专业负责人对专业发展前景评价为"一般"（占 14.3%），见表 5-11。

表 5-11　高校医疗保障专业负责人对专业发展前景的态度

地区	很乐观	乐观	一般	不太乐观	很不乐观
东部	广东医科大学 广州中医药大学 锦州医科大学 山东第一医科大学	东南大学 福建中医药大学 南京医科大学 潍坊医学院 华北理工大学	南方医科大学 南京中医药大学 天津中医药大学	无	无

续表

地区	很乐观	乐观	一般	不太乐观	很不乐观
东部		海南医学院 江苏大学 南京医科大学康达学院	无	无	
中部	湖北中医药大学	安徽医科大学 安徽中医药大学 湖北医药学院	江西中医药大学	湖北经济学院 皖南医学院	无
西部	贵州中医药大学 内蒙古医科大学	成都中医药大学 昆明医科大学 广西医科大学	桂林医学院	西南医科大学	无

4. 学位点设置必要性

关于独立设置医疗保障本科专业的必要性方面，调查结果显示，在 233 名医疗保障专业教师中，150 人（占 64.4%）认为"有必要"独立设置专业名称为"医疗保障"的本科专业，15 人（占 6.4%）认为"没有必要"独立设置，其余 68 人（占 29.2%）对此持中立态度。同时，关于独立设置医疗保障研究方向的二级学科硕士学位授权点方面，165 人（占 70.8%）认为"有必要"，11 人（占 4.7%）认为"没有必要"独立设置医疗保障研究方向的二级学科硕士学位授权点，另有 57 人（占 24.5%）对此持中立态度，见图 5-10 和图 5-11。

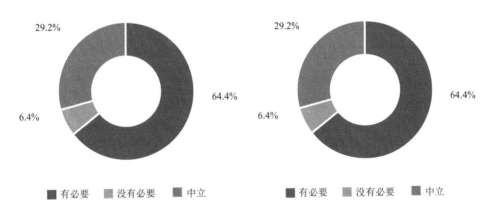

图 5-10　是否有必要独立设置医疗保障本科　　图 5-11　是否有必要独立设置医疗保障方向
　　　　　专业　　　　　　　　　　　　　　　　　的二级学科硕士学位授权点

5.6　师资队伍建设总体情况

5.6.1　专业教师数量情况

29 位专业负责人问卷调查结果显示，这 29 所开设医疗保障本科专业的高校拥有的医疗保障专业教师人数总和约为 332 人，平均每所高校有 11 名医疗保障专业教师。医疗保障专业教师数量最多的高校是位于中部地区的湖北经济学院（22 人），数量最少的是位于东部地区的南京中医药大学（5 人）。

从地域分布来看，东部地区高校的医疗保障专业教师的平均数量为 11 人；专业教师数量最多的是南京中医药大学康达学院（21 人），最少的是南京中医药大学（5 人）。中部地区高校的医疗保障专业教师平均数量为 13 人，其中专业教师数量最多的是湖北经济学院（22 人），数量最少的是湖北医药学院（6 人）。西部地区高校的医疗保障专业教师平均数量也是 11 人，专业教师数量最多的是内蒙古医科大学（16 人），数量最少的是昆明医科大学（7 人），见表 5-12。

表 5-12　各地区医疗保障专业教师数量情况

地区	均值/人	最大值/人	最小值/人	总数/人
东部	11	21	5	163
中部	13	22	6	90
西部	11	16	7	79
全国	11	22	5	332

将专业教师数量进行排序，目前国内医疗保障专业教师数量最多的是湖北经济学院（22 人），其次是南京医科大学康达学院（21 人），医疗保障专业教师数量最少的是南京中医药大学（5 人）。与全国高校医疗保障专业教师数量平均值（11 人）相比，目前有 11 所高校高于全国平均水平，有 5 所高校医疗保障专业教师数量与全国平均水平持平，有 13 所高校医疗保障专业教师数量低于全国平均水平，见图 5-12。

从新聘专业教师数量来看，我国医疗保障本科专业 2018～2020 年新聘教师共计 48 人。东部地区高校新聘医疗保障专业教师共计 20 人，中部地区高校新聘教师数量共计 11 人，西部地区高校新聘教师数量共计 17 人。

东部地区新聘教师数量最多的是福建中医药大学（3 人），中部地区新聘教师数量最多的是湖北经济学院（4 人），西部地区新聘教师数量最多的是桂林医学院和广西医科大学（各有 5 人）。

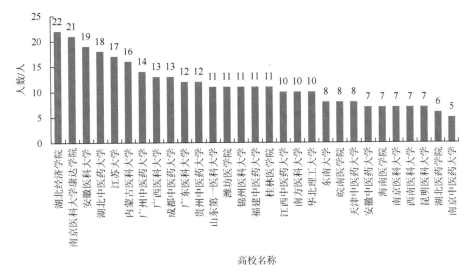

图 5-12　开设医疗保障本科专业的高校的专业教师总数

按 2018~2020 年新聘专业教师数量进行排序，桂林医学院与广西医科大学新聘教师数量最多（5 人），其次是湖北经济学院（4 人）（图 5-13）；8 所高校未新聘医疗保障专业教师。

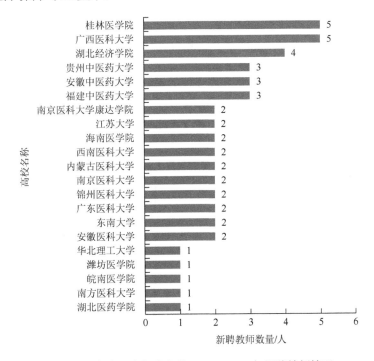

图 5-13　高校医疗保障专业 2018~2020 年新聘教师情况

关于目前医疗保障专业教师数量是否充足的问题，多数高校的医疗保障专业负责人认为目前所在高校医疗保障专业教师数量充足（21 人，占 72.4%）；其余 8 人认为所在高校医疗保障专业教师数量不足（占 27.6%），见图 5-14。

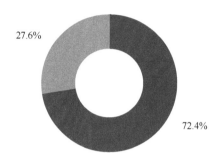

图 5-14　医疗保障专业负责人对目前专业教师数量的评价

在东部地区 15 所高校中，大多数高校的医疗保障专业负责人认为所在高校医疗保障专业教师数量不足（占 86.7%），仅有 2 所高校的医疗保障专业负责人认为所在高校医疗保障专业教师数量充足（占 13.3%）。

在中部地区 7 所高校中，4 所（占 57.1%）高校的医疗保障专业负责人认为医疗保障专业教师数量充足，3 所高校的医疗保障专业负责人认为所在高校医疗保障专业教师数量不足（占 42.9%）。

在西部地区 7 所高校中，大多数高校的医疗保障专业负责人认为所在高校医疗保障专业教师数量不足（占 71.4%），仅有 2 所高校的医疗保障专业负责人认为所在高校医疗保障专业教师数量充足（占 28.6%），见表 5-13。

表 5-13　各高校医疗保障专业负责人对专业教师数量的评价

地区	数量充足	数量不足
东部	广东医科大学 江苏大学	东南大学 锦州医科大学 福建中医药大学 海南医学院 南京医科大学康达学院 广州中医药大学 南方医科大学 南京医科大学 南京中医药大学 山东第一医科大学 天津中医药大学 潍坊医学院 华北理工大学

续表

地区	数量充足	数量不足
中部	安徽医科大学 安徽中医药大学 江西中医药大学 湖北经济学院	湖北医药学院 皖南医学院 湖北中医药大学
西部	西南医科大学 贵州中医药大学	成都中医药大学 广西医科大学 昆明医科大学 桂林医学院 内蒙古医科大学

5.6.2　专业教师构成情况

专业负责人问卷调查结果显示，在 29 所开设医疗保障专业的高校中，医疗保障专业教师数量约有 332 人。

1. 性别构成

从性别构成情况来看，男性为 140 人，占 42.2%；女性为 192 人，占 57.8%。从地域情况来看，东部地区医疗保障专业教师中，男性有 76 人，占 46.6%；女性有 87 人，占 53.4%；中部地区医疗保障专业教师中，男性有 42 人，占 46.7%；女性有 48 名，占 53.3%；西部地区医疗保障专业教师中，男性有 22 人，占 27.8%；女性有 57 人，占 72.2%。总体来说，东部与中部地区医疗保障专业教师的性别比例相对均衡，西部地区女教师占比明显高于男教师（72.2%和 27.8%），见图 5-15。

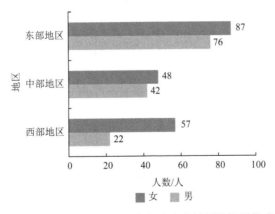

图 5-15　东、中、西部地区医疗保障专业教师的性别构成情况

将各高校医疗保障专业教师性别构成情况对比后发现，男教师占比最高的是江西中医药大学（8 人，占 80.0%），女教师仅有 2 人（占 20.0%）；男教师占比最

低的是西南医科大学，该校 7 名教师均为女性（100.0%）。绝大多数高校医疗保障专业男教师占比为 30%~60%，其中有 5 所高校（占 17.2%）医疗保障专业的男教师占比高于 60%；6 所高校（占 20.7%）医疗保障专业的男教师占比低于 30%，见表 5-14 和图 5-16。

表 5-14　高校医疗保障专业教师的性别构成情况

地区	学校	男		女		专业教师总数/人
		人数/人	占比	人数/人	占比	
东部	东南大学	5	62.5%	3	37.5%	8
	锦州医科大学	4	36.4%	7	63.6%	11
	江苏大学	11	64.7%	6	35.3%	17
	南京医科大学	3	42.9%	4	57.1%	7
	南京中医药大学	1	20.0%	4	80.0%	5
	南京医科大学康达学院	8	38.1%	13	61.9%	21
	广东医科大学	5	41.7%	7	58.3%	12
	广州中医药大学	10	71.4%	4	28.6%	14
	南方医科大学	6	60.0%	4	40.0%	10
	福建中医药大学	5	45.5%	6	54.5%	11
	山东第一医科大学	4	36.4%	7	63.6%	11
	潍坊医学院	4	36.4%	7	63.6%	11
	华北理工大学	5	50.0%	5	50.0%	10
	天津中医药大学	1	12.5%	7	87.5%	8
	海南医学院	4	57.1%	3	42.9%	7
中部	安徽医科大学	9	47.4%	10	52.6%	19
	安徽中医药大学	5	71.4%	2	28.6%	7
	皖南医学院	4	50.0%	4	50.0%	8
	湖北中医药大学	2	11.1%	16	88.9%	18
	湖北经济学院	11	50.0%	11	50.0%	22
	湖北医药学院	3	50.0%	3	50.0%	6
	江西中医药大学	8	80.0%	2	20.0%	10
西部	成都中医药大学	1	7.7%	12	92.3%	13
	西南医科大学	0	0	7	100%	7
	广西医科大学	5	38.5%	8	61.5%	13
	桂林医学院	4	36.4%	7	63.6%	11
	贵州中医药大学	6	50.0%	6	50.0%	12
	昆明医科大学	1	14.3%	6	85.7%	7
	内蒙古医科大学	5	31.3%	11	68.8%	16

注：合计不为 100% 是四舍五入修约所致

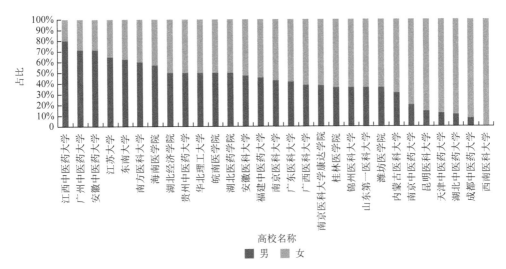

图 5-16　高校医疗保障专业教师的性别构成情况

2. 年龄构成

从年龄构成情况来看，332 名医疗保障专业教师中，年龄段在 31～40 岁的人数最多，有 132 人，占 39.8%；其次是 41～50 岁的，有 123 人，占 37.0%；51 岁及以上的教师有 49 人，占 14.8%，30 岁及以下的教师数量最少，为 28 人，占 8.4%。

总体上看，我国医疗保障专业教师主要处于 31～50 岁，占总数的 76.8%。东、中、西部高校的医疗保障专业教师的年龄同样主要集中在 31～50 岁，分别占所在地区的 77.3%、74.5% 和 78.5%。进一步分析发现，西部地区 31～40 岁的教师占比（54.4%）高于东部（33.7%）和中部地区（37.8%），见图 5-17、表 5-15。

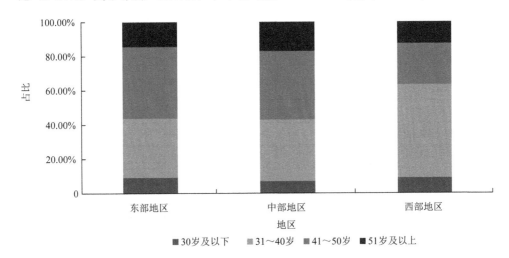

图 5-17　东、中、西部地区医疗保障专业教师的年龄构成情况

表 5-15　东、中、西部地区医疗保障专业教师的年龄构成情况

地区	30 岁及以下		31～40 岁		41～50 岁		51 岁及以上		合计	
	人数/人	占比	人数/人	占比	人数/人	占比	人数/人	占比	人数/人	占比
东部	14	8.6%	55	33.7%	71	43.6%	23	14.1%	163	100%
中部	7	7.8%	34	37.8%	33	36.7%	16	17.8%	90	100%
西部	7	8.9%	43	54.4%	19	24.1%	10	12.7%	79	100%
全国	28	8.4%	132	39.8%	123	37.0%	49	14.8%	332	100%

注：合计不为 100% 是四舍五入修约所致

　　将各高校医疗保障专业教师年龄构成情况对比后发现，30 岁及以下医疗保障专业教师占比最高的高校为西南医科大学（42.9%），另有 14 所高校没有 30 岁及以下的专业教师。31～40 岁占比最高的高校为山东第一医科大学（72.7%），占比最低的高校为江西中医药大学（10.0%）。41～50 岁占比最高的高校是江西中医药大学（80.0%）。51 岁及以上的教师最多的是东南大学（37.5%），还有 4 所高校没有 51 岁及以上的教师，见表 5-16 和图 5-18。

表 5-16　高校医疗保障专业教师的年龄构成情况

地区	学校	30 岁及以下		31～40 岁		41～50 岁		51 岁及以上		合计	
		人数/人	占比	人数/人	占比	人数/人	占比	人数/人	占比	人数/人	占比
东部	东南大学	1	12.5%	2	25.0%	2	25.0%	3	37.5%	8	100%
	锦州医科大学	2	18.2%	5	45.5%	2	18.2%	2	18.2%	11	100%
	江苏大学	1	5.9%	6	35.3%	8	47.1%	2	11.8%	17	100%
	南京医科大学	0	0	4	57.1%	3	42.9%	0	0	7	100%
	南京中医药大学	0	0	3	60.0%	1	20.0%	1	20.0%	5	100%
	南京医科大学康达学院	4	19.0%	7	33.3%	7	33.3%	3	14.3%	21	100%
	广东医科大学	1	8.3%	3	25.0%	7	58.3%	1	8.3%	12	100%
	广州中医药大学	1	7.1%	3	21.4%	8	57.1%	2	14.3%	14	100%
	南方医科大学	1	10.0%	2	20.0%	5	50.0%	2	20.0%	10	100%
	福建中医药大学	3	27.3%	3	27.3%	3	27.3%	2	18.2%	11	100%
	山东第一医科大学	0	0	8	72.7%	2	18.2%	1	9.1%	11	100%
	潍坊医学院	0	0	2	18.2%	8	72.7%	1	9.1%	11	100%
	华北理工大学	0	0	2	20.0%	7	70.0%	1	10.0%	10	100%

续表

地区	学校	30 岁及以下		31~40 岁		41~50 岁		51 岁及以上		合计	
		人数/人	占比	人数/人	占比	人数/人	占比	人数/人	占比	人数/人	占比
东部	天津中医药大学	0	0	3	37.5%	4	50.0%	1	12.5%	8	100%
	海南医学院	0	0	2	28.6%	4	57.1%	1	14.3%	7	100%
中部	安徽医科大学	0	0	6	31.6%	7	36.8%	6	31.6%	19	100%
	安徽中医药大学	2	28.6%	5	71.4%	0	0	0	0	7	100%
	皖南医学院	2	25.0%	5	62.5%	1	12.5%	0	0	8	100%
	湖北中医药大学	2	11.1%	8	44.4%	4	22.2%	4	22.2%	18	100%
	湖北经济学院	0	0	8	36.4%	10	45.5%	4	18.2%	22	100%
	湖北医药学院	1	16.7%	1	16.7%	3	50.0%	1	16.7%	6	100%
	江西中医药大学	0	0	1	10.0%	8	80.0%	1	10.0%	10	100%
西部	成都中医药大学	0	0	7	53.8%	4	30.8%	2	15.4%	13	100%
	西南医科大学	3	42.9%	4	57.1%	0	0	0	0	7	100%
	广西医科大学	2	15.4%	8	61.5%	1	7.7%	2	15.4%	13	100%
	桂林医学院	0	0	6	54.5%	4	36.4%	1	9.1%	11	100%
	贵州中医药大学	0	0	6	50.0%	5	41.7%	1	8.3%	12	100%
	昆明医科大学	0	0	2	28.6%	4	57.1%	1	14.3%	7	100%
	内蒙古医科大学	2	12.5%	10	62.5%	1	6.3%	3	18.8%	16	100%

注：合计不为 100% 是四舍五入修约所致

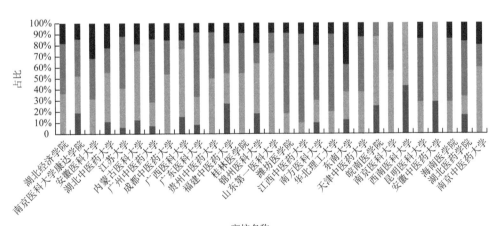

图 5-18 高校医疗保障专业教师的年龄构成情况

3. 职称构成

从职称构成情况来看，职称为讲师的占比最高，有 139 人，占 41.9%；其次是副高级职称，有 116 人，占 34.9%；正高级职称有 50 人，占 15.1%；助教有 27 人，占总人数 8.1%，见图 5-19。

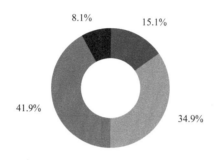

图 5-19　医疗保障专业教师的职称构成情况

从地域来看，东部地区医疗保障专业教师中，职称为副高级的占比最高（占 38.7%），正高级职称、讲师和助教占比分别为 14.7%、39.3%、7.4%。中部地区中，职称为讲师的占比最高（占 42.2%），正高级职称、副高级职称和助教占比分别为 17.8%、33.3% 和 6.7%。西部地区职称以副高级和讲师为主，其中讲师占比最高（46.8%），副高级职称占比 29.1%，正高级职称和助教占比分别为 12.7% 和 11.4%，见表 5-17。

表 5-17　东、中、西部地区医疗保障专业教师的职称构成情况

地区	正高级职称		副高级职称		讲师		助教		合计	
	人数/人	占比	人数/人	占比	人数/人	占比	人数/人	占比	人数/人	占比
东部	24	14.7%	63	38.7%	64	39.3%	12	7.4%	163	100%
中部	16	17.8%	30	33.3%	38	42.2%	6	6.7%	90	100%
西部	10	12.7%	23	29.1%	37	46.8%	9	11.4%	79	100%
全国	50	15.1%	116	34.9%	139	41.9%	27	8.1%	332	100%

注：合计不为 100% 是四舍五入修约所致

将各高校医疗保障专业教师职称构成情况对比后发现，正高级职称占比最高的为湖北医药学院（33.3%），5 所高校暂无正高级职称的教师；副高级职称占比最高的为潍坊医学院（63.6%），讲师占比最高的为桂林医学院（63.6%），助教占比最高的高校为皖南医学院（37.5%），见表 5-18 和图 5-20。

表 5-18　高校医疗保障专业教师的职称构成情况

地区	学校	正高级职称		副高级职称		讲师		助教		合计	
		人数/人	占比	人数/人	占比	人数/人	占比	人数/人	占比	人数/人	占比
东部	东南大学	2	25.0%	3	37.5%	2	25.0%	1	12.5%	8	100%
	锦州医科大学	2	18.2%	3	27.3%	4	36.4%	2	18.2%	11	100%
	江苏大学	3	17.6%	6	35.3%	7	41.2%	1	5.9%	17	100%
	南京医科大学	1	14.3%	2	28.6%	4	57.1%	0	0	7	100%
	南京中医药大学	1	20.0%	1	20.0%	3	60.0%	0	0	5	100%
	南京医科大学康达学院	3	14.3%	7	33.3%	7	33.3%	4	19.0%	21	100%
	广东医科大学	1	8.3%	6	50.0%	4	33.3%	1	8.3%	12	100%
	广州中医药大学	4	28.6%	5	35.7%	4	28.6%	1	7.1%	14	100%
	南方医科大学	1	10.0%	6	60.0%	3	30.0%	0	0	10	100%
	福建中医药大学	1	9.1%	2	18.2%	6	54.5%	2	18.2%	11	100%
	山东第一医科大学	1	9.1%	6	54.5%	4	36.4%	0	0	11	100%
	潍坊医学院	0	0	7	63.6%	4	36.4%	0	0	11	100%
	华北理工大学	1	10.0%	3	30.0%	6	60.0%	0	0	10	100%
	天津中医药大学	2	25.0%	2	25.0%	4	50.0%	0	0	8	100%
	海南医学院	1	14.3%	4	57.1%	2	28.6%	0	0	7	100%
中部	安徽医科大学	3	15.8%	8	42.1%	8	42.1%	0	0	19	100%
	安徽中医药大学	0	0	1	14.3%	4	57.1%	2	28.6%	7	100%
	皖南医学院	1	12.5%	0	0	4	50.0%	3	37.5%	8	100%
	湖北中医药大学	3	16.7%	7	38.9%	8	44.4%	0	0	18	100%
	湖北经济学院	4	18.2%	8	36.4%	10	45.5%	0	0	22	100%

续表

地区	学校	正高级职称		副高级职称		讲师		助教		合计	
		人数/人	占比	人数/人	占比	人数/人	占比	人数/人	占比	人数/人	占比
中部	湖北医药学院	2	33.3%	2	33.3%	1	16.7%	1	16.7%	6	100%
	江西中医药大学	3	30.0%	4	40.0%	3	30.0%	0	0	10	100%
西部	成都中医药大学	2	15.4%	4	30.8%	7	53.8%	0	0	13	100%
	西南医科大学	0	0	2	28.6%	3	42.9%	2	28.6%	7	100%
	广西医科大学	2	15.4%	3	23.1%	5	38.5%	3	23.1%	13	100%
	桂林医学院	1	9.1%	3	27.3%	7	63.6%	0	0	11	100%
	贵州中医药大学	0	0	6	50.0%	6	50.0%	0	0	12	100%
	昆明医科大学	0	0	2	28.6%	4	57.1%	1	14.3%	7	100%
	内蒙古医科大学	5	31.3%	3	18.8%	5	31.3%	3	18.8%	16	100%

注：合计不为100%是四舍五入修约所致

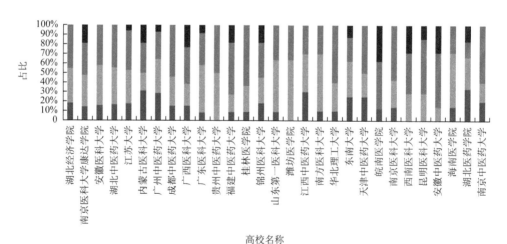

图5-20　高校医疗保障专业教师的职称构成情况

4. 最高学历学位构成

在332名医疗保障专业教师中，最高学历为博士研究生的有167人，占50.3%；

其次是最高学历为硕士研究生，有 157 人，占 47.3%，最高学历为本科及以下的有 8 人，占 2.4%，见图 5-21。

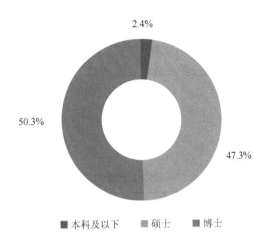

图 5-21　医疗保障专业教师最高学历构成情况

从地域来看，东部地区医疗保障专业教师最高学历为博士研究生的有 81 人（占 49.7%），最高学历为硕士研究生的有 78 人（占 47.9%），本科及以下学历有 4 人（占 2.5%）；中部地区最高学历为博士研究生的有 54 人（占 60.0%），最高学历为硕士研究生的有 34 人（占 37.8%），本科及以下学历的有 2 人（占 2.2%）；西部地区最高学历为博士研究生的有 32 人（占 40.5%），最高学历为硕士研究生的有 45 人（占 57.0%），本科及以下学历有 2 人（占 2.5%）。

总体上，医疗保障专业教师最高学历为博士研究生的中部地区占比最高（60.0%），占比最低的是西部地区（40.5%）；西部地区最高学历为硕士研究生的占比最高（57.0%），最低的为中部地区（37.8%），见表 5-19。

表 5-19　东、中、西部地区医疗保障专业教师的最高学历构成情况

地区	本科及以下		硕士		博士		合计	
	人数/人	占比	人数/人	占比	人数/人	占比	人数/人	占比
东部	4	2.5%	78	47.9%	81	49.7%	163	100%
中部	2	2.2%	34	37.8%	54	60.0%	90	100%
西部	2	2.5%	45	57.0%	32	40.5%	79	100%
全国	8	2.4%	157	47.3%	167	50.3%	332	100%

注：合计不为 100% 是四舍五入修约所致

将各高校医疗保障专业教师最高学历构成情况对比后发现，3 所高校（东南

大学、天津中医药大学、湖北经济学院）医疗保障专业教师最高学历为博士研究生的占比达到 100%。绝大多数高校的医疗保障专业教师最高学历为博士研究生的占比为 30%～70%，而 2 所高校医疗保障专业教师最高学历为博士研究生的教师人数为 0。

同时，绝大多数高校的医疗保障专业教师最高学历为硕士研究生的占比为 30%～65%。其中，2 所高校医疗保障专业教师最高学历为硕士研究生的占比达到 100%。另有 4 所高校医疗保障专业教师仍存在本科及以下学历（分别占 18.2%、9.5%、12.5% 和 10.5%），其余 25 所高校医疗保障专业教师均无本科及以下学历，见表 5-20 和图 5-22。

表 5-20　高校医疗保障专业教师的最高学历构成情况

地区	学校	本科及以下		硕士		博士		合计	
		人数/人	占比	人数/人	占比	人数/人	占比	人数/人	占比
东部	东南大学	0	0	0	0	8	100%	8	100%
	锦州医科大学	0	0	8	72.7%	3	27.3%	11	100%
	江苏大学	0	0	4	23.5%	13	76.5%	17	100%
	南京医科大学	0	0	2	28.6%	5	71.4%	7	100%
	南京中医药大学	0	0	3	60.0%	2	40.0%	5	100%
	南京医科大学康达学院	2	9.5%	11	52.4%	8	38.1%	21	100%
	广东医科大学	0	0	8	66.7%	4	33.3%	12	100%
	广州中医药大学	0	0	9	64.3%	5	35.7%	14	100%
	南方医科大学	0	0	3	30.0%	7	70.0%	10	100%
	福建中医药大学	0	0	10	90.9%	1	9.1%	11	100%
	山东第一医科大学	0	0	5	45.5%	6	54.5%	11	100%
	潍坊医学院	2	18.2%	7	63.6%	2	18.2%	11	100%
	华北理工大学	0	0	7	70.0%	3	30.0%	10	100%
	天津中医药大学	0	0	0	0	8	100%	8	100%
	海南医学院	0	0	1	14.3%	6	85.7%	7	100%
中部	安徽医科大学	2	10.5%	8	42.1%	9	47.4%	19	100%
	安徽中医药大学	0	0	4	57.1%	3	42.9%	7	100%
	皖南医学院	0	0	8	100%	0	0	8	100%
	湖北中医药大学	0	0	7	38.9%	11	61.1%	18	100%
	湖北经济学院	0	0	0	0	22	100.0%	22	100%
	湖北医药学院	0	0	3	50.0%	3	50.0%	6	100%
	江西中医药大学	0	0	4	40.0%	6	60.0%	10	100%
西部	成都中医药大学	0	0	6	46.2%	7	53.8%	13	100%

续表

地区	学校	本科及以下		硕士		博士		合计	
		人数/人	占比	人数/人	占比	人数/人	占比	人数/人	占比
西部	西南医科大学	0	0	6	85.7%	1	14.3%	7	100%
	广西医科大学	0	0	9	69.2%	4	30.8%	13	100%
	桂林医学院	0	0	2	18.2%	9	81.8%	11	100%
	贵州中医药大学	0	0	6	50.0%	6	50.0%	12	100%
	昆明医科大学	0	0	7	100%	0	0	7	100%
	内蒙古医科大学	2	12.5%	9	56.3%	5	31.3%	16	100%

注：合计不为100%是四舍五入修约所致

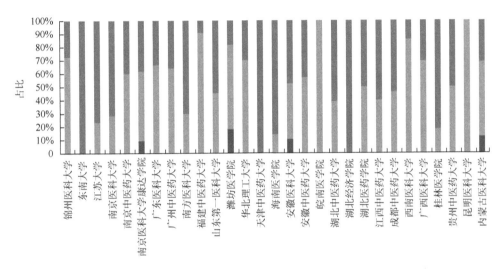

图 5-22　高校医疗保障专业教师的最高学历构成情况

进一步分析各高校医疗保障专业教师最高学位所属学科门类时发现，医疗保障专业教师中最高学位所属学科门类以管理学为主，有 154 人（占 46.4%），其次是经济学，有 91 人（占 27.4%），医学有 38 人（占 11.4%），其他学科门类 49 人（占 14.8%），见图 5-23。

东、中、西部三个地区医疗保障专业教师最高学位所属学科门类为管理学的占比分别为 48.5%、40.0% 和 49.4%；其次是经济学，分别占 27.6%、28.9% 和 25.3%；医学分别占所在地区的 9.2%、17.8% 和 8.9%；其他学科的分别占 14.7%、13.3% 和 16.5%，见表 5-21。

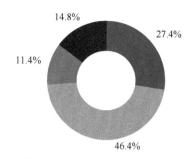

图 5-23 医疗保障专业教师最高学位所属学科门类情况

表 5-21 东、中、西部地区医疗保障专业教师最高学位所属学科门类情况

地区	管理学学位		经济学学位		医学学位		其他学位		合计	
	人数/人	占比	人数/人	占比	人数/人	占比	人数/人	占比	人数/人	占比
东部	79	48.5%	45	27.6%	15	9.2%	24	14.7%	163	100%
中部	36	40.0%	26	28.9%	16	17.8%	12	13.3%	90	100%
西部	39	49.4%	20	25.3%	7	8.9%	13	16.5%	79	100%
全国	154	46.4%	91	27.4%	38	11.4%	49	14.8%	332	100%

注：合计不为 100% 是四舍五入修约所致

将各高校医疗保障专业教师最高学历所属学科门类构成情况对比后发现，最高学位所属学科门类为管理学的占比最高的是江苏大学（88.2%），最高学位所属学科门类为经济学的教师占比最高的是南方医科大学（60.0%），最高学位所属学科门类为医学的占比最高的是安徽医科大学（52.6%），最高学位所属学科门类为其他门类的教师占比最高的高校是山东第一医科大学（54.5%），见表 5-22 和图 5-24。

表 5-22 高校医疗保障专业教师最高学位所属学科门类情况

地区	学校	管理学学位		经济学学位		医学学位		其他学位		合计	
		人数/人	占比	人数/人	占比	人数/人	占比	人数/人	占比	人数/人	占比
东部	东南大学	4	50.0%	0	0	4	50.0%	0	0	8	100%
	锦州医科大学	1	9.1%	6	54.5%	2	18.2%	2	18.2%	11	100%
	江苏大学	15	88.2%	0	0	2	11.8%	0	0	17	100%
	南京医科大学	2	28.6%	1	14.3%	3	42.9%	1	14.3%	7	100%

续表

地区	学校	管理学学位		经济学学位		医学学位		其他学位		合计	
		人数/人	占比	人数/人	占比	人数/人	占比	人数/人	占比	人数/人	占比
东部	南京中医药大学	3	60.0%	1	20.0%	0	0	1	20.0%	5	100%
	南京医科大学康达学院	11	52.4%	3	14.3%	0	0	7	33.3%	21	100%
	广东医科大学	7	58.3%	5	41.7%	0	0	0	0	12	100%
	广州中医药大学	6	42.9%	8	57.1%	0	0	0	0	14	100%
	南方医科大学	3	30.0%	6	60.0%	0	0	1	10.0%	10	100%
	福建中医药大学	5	45.5%	2	18.2%	1	9.1%	3	27.3%	11	100%
	山东第一医科大学	5	45.5%	0	0	0	0	6	54.5%	11	100%
	潍坊医学院	6	54.5%	3	27.3%	1	9.1%	1	9.1%	11	100%
	华北理工大学	6	60.0%	4	40.0%	0	0	0	0	10	100%
	天津中医药大学	2	25.0%	4	50.0%	1	12.5%	1	12.5%	8	100%
	海南医学院	3	42.9%	2	28.6%	1	14.3%	1	14.3%	7	100%
中部	安徽医科大学	4	21.1%	3	15.8%	10	52.6%	2	10.5%	19	100%
	安徽中医药大学	1	14.3%	4	57.1%	1	14.3%	1	14.3%	7	100%
	皖南医学院	3	37.5%	1	12.5%	1	12.5%	3	37.5%	8	100%
	湖北中医药大学	12	66.7%	1	5.6%	4	22.2%	1	5.6%	18	100%
	湖北经济学院	10	45.5%	12	54.5%	0	0	0	0	22	100%
	湖北医药学院	4	66.7%	2	33.3%	0	0	0	0	6	100%
	江西中医药大学	2	20.0%	3	30.0%	0	0	5	50.0%	10	100%

续表

地区	学校	管理学学位		经济学学位		医学学位		其他学位		合计	
		人数/人	占比	人数/人	占比	人数/人	占比	人数/人	占比	人数/人	占比
西部	成都中医药大学	10	76.9%	3	23.1%	0	0	0	0	13	100%
	西南医科大学	5	71.4%	2	28.6%	0	0	0	0	7	100%
	广西医科大学	6	46.2%	5	38.5%	2	15.4%	0	0	13	100%
	桂林医学院	6	54.5%	1	9.1%	1	9.1%	3	27.3%	11	100%
	贵州中医药大学	3	25.0%	4	33.3%	0	0	5	41.7%	12	100%
	昆明医科大学	3	42.9%	3	42.9%	0	0	1	14.3%	7	100%
	内蒙古医科大学	6	37.5%	2	12.5%	4	25.0%	4	25.0%	16	100%

注：合计不为100%是四舍五入修约所致

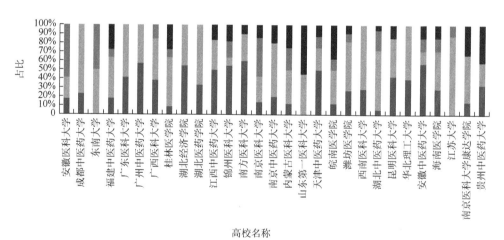

图 5-24　高校医疗保障专业教师最高学位所属学科门类情况

此外，在 332 名医疗保障专业教师中，在国外取得学位的仅有 24 人，占总数的 7.2%。在国外取得学位的 24 人中，东部地区有 9 人（占 37.5%），西部地区有 9 人（占 37.5%），中部地区仅有 6 人（占 25.0%）。东部地区医疗保障专业教师在国外取得学位人数最多的是广东医科大学（2 人），另有 7 所高校没有在国外取得学位的医疗保障专业教师。中部地区医疗保障专业教师在国外取得学位人数最多

的是安徽中医药大学（3 人），另有 4 所高校没有在国外取得学位的医疗保障专业
教师。西部地区医疗保障专业教师在国外取得学位人数最多的是内蒙古医科大学
和广西医科大学（各有 3 人），另有 2 所高校没有在国外取得学位的医疗保障专业
教师。

　　从各高校在国外取得学位的医疗保障专业教师数量来看，广西医科大学、内
蒙古医科大学和安徽中医药大学人数最多，各有 3 人（各占 12.5%），其次是安徽
医科大学和广东医科大学，各有 2 人（各占 8.3%），东南大学、广州中医药大学
和南方医科大学等 11 所高校均有 1 人（4.2%）（图 5-25），剩余 13 所高校没有医
疗保障专业教师在国外取得学位。

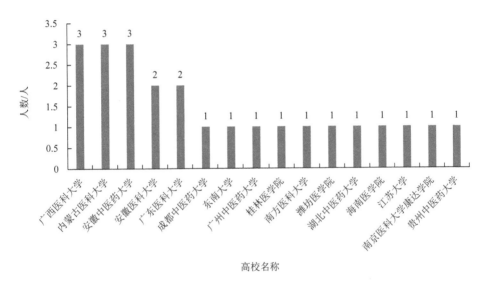

图 5-25　高校医疗保障专业教师获得国外学位情况

5. 国外研修情况

　　从国外研修情况来看，332 名医疗保障专业教师中，只有 58 名教师有出国访
学研修的经历，仅占 17.5%。在 29 所目前开设医疗保障专业的高校中，18 所高校
（占 62.1%）有出国访学研修经历的医疗保障专业教师，11 所高校没有出国访学研
修经历的教师（占 37.9%）。

　　在 58 名有出国访学研修经历的医疗保障专业教师中，东部地区最多，有 27
人，占 46.6%；中部地区有 24 人，占 41.4%；西部地区仅有 7 人，占 12.1%。东
部地区 15 所开设医疗保障专业的高校中，东南大学和江苏大学有出国访学研修经
历的医疗保障专业教师数量最多，各有 6 人；中部地区 7 所开设医疗保障专业的
高校中，湖北中医药大学有出国访学研修经历的医疗保障专业教师数量最多（8

人）；西部地区 7 所开设医疗保障专业的高校中，成都中医药大学和广西医科大学有出国访学研修经历的医疗保障专业教师数量最多（各为 2 人），见图 5-26。

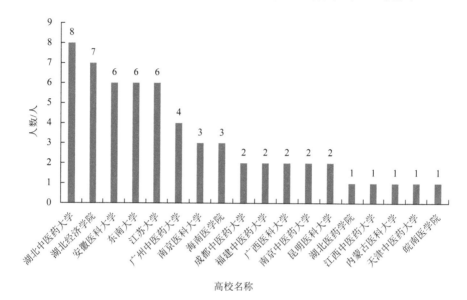

图 5-26　高校医疗保障专业教师出国访学研修情况

关于各高校是否为医疗保障专业教师参加国外研修项目提供专项经费支持的问题，医疗保障专业负责人调查结果显示，24 所高校提供专项经费支持，占 82.8%；5 所高校没有专项经费支持，占 17.2%，见图 5-27。

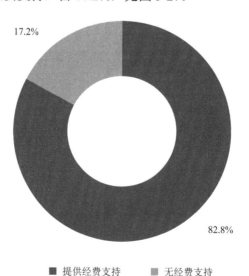

■ 提供经费支持　■ 无经费支持

图 5-27　高校对医疗保障专业教师国外研修的经费支持情况

6. 高层次人才情况

在 332 名医疗保障专业教师中，获得高层次人才称号的有 47 人，占 14.2%。其中，获得省部级高层次人才称号的有 19 人，占 40.4%；获得市（县）级高层次人才称号的有 6 人，占 12.8%；获得校级高层次人才称号的有 22 人，占 46.8%。目前，我国尚无医疗保障专业教师获得国家级高层次人才称号，见图 5-28。

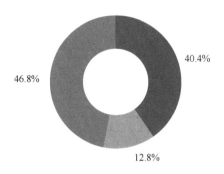

■省部级高层次人才　　■市（县）级高层次人才　　■校级高层次人才

图 5-28　医疗保障专业教师获得高层次人才称号情况

在 47 名获得高层次人才称号的医疗保障专业教师中，东部地区人数最多（18 人），中部地区与西部地区分别为 14 人和 15 人。从各地区获得高层次人才称号的数量来看，东部地区获得省部级高层次人才称号的数量最多（13 人），中部地区获得校级高层次人才称号的数量最多（7 人），西部地区则是获得校级高层次人才称号的数量最多（12 人）。具体来说，东部地区获得省部级高层次人才称号的占比最高（占 72.2%），其次是获得校级高层次人才称号的（占 16.7%），获得市（县）级高层次人才称号的占比最低（占 11.1%）。中部地区获得校级高层次人才称号的占比最高（占 50.0%），其次是市（县）级（占 28.6%）和省部级（占 21.4%）。西部地区获得校级高层次人才称号的占比最高（占 80.0%），其余是省部级（占 20.0%），市（县）级为 0，见表 5-23。

表 5-23　东、中、西部地区医疗保障专业教师高层次人才情况

地区	国家级		省部级		市（县）级		校级		合计	
	人数/人	占比	人数/人	占比	人数/人	占比	人数/人	占比	人数/人	占比
东部	0	0	13	72.2%	2	11.1%	3	16.7%	18	100%
中部	0	0	3	21.4%	4	28.6%	7	50.0%	14	100%
西部	0	0	3	20.0%	0	0	12	80.0%	15	100%
全国	0	0	19	40.4%	6	12.8%	22	46.8%	47	100%

在 29 所开设医疗保障本科专业的高校中，有 18 所高校的医疗保障专业师资队伍中有校级及以上级别的高层次人才（占 62.1%），其他 11 所高校没有高层次人才（占 37.9%）。

从高层次人才称号的级别情况来看，在 18 所高校中，6 所高校医疗保障专业师资队伍中的高层次人才全是省部级，1 所高校医疗保障专业师资队伍中的高层次人才全是市（县）级，4 所高校医疗保障专业师资队伍中的高层次人才全是校级，见表 5-24 和图 5-29。

表 5-24　高校医疗保障专业教师获得高层次人才称号情况

地区	学校	国家级		省部级		市（县）级		校级		合计	
		人数/人	占比	人数/人	占比	人数/人	占比	人数/人	占比	人数/人	占比
东部	锦州医科大学	0	0	1	100%	0	0	0	0	1	100%
	江苏大学	0	0	1	50.0%	0	0	1	50.0%	2	100%
	南京医科大学	0	0	1	50.0%	0	0	1	50.0%	2	100%
	南京医科大学康达学院	0	0	2	100%	0	0	0	0	2	100%
	广州中医药大学	0	0	1	50.0%	0	0	1	50.0%	2	100%
	潍坊医学院	0	0	2	100%	0	0	0	0	2	100%
	华北理工大学	0	0	1	33.3%	2	66.7%	0	0	3	100%
	天津中医药大学	0	0	3	100%	0	0	0	0	3	100%
	海南医学院	0	0	1	100%	0	0	0	0	1	100%
中部	安徽中医药大学	0	0	0	0	0	0	1	100%	1	100%
	湖北经济学院	0	0	2	25.0%	1	12.5%	5	62.5%	8	100%
	湖北医药学院	0	0	0	0	1	100%	0	0	1	100%
	江西中医药大学	0	0	1	25.0%	2	50.0%	1	25.0%	4	100%

续表

地区	学校	国家级		省部级		市（县）级		校级		合计	
		人数/人	占比	人数/人	占比	人数/人	占比	人数/人	占比	人数/人	占比
西部	成都中医药大学	0	0	2	100%	0	0	0	0	2	100%
	广西医科大学	0	0	1	33.3%	0	0	2	66.7%	3	100%
	桂林医学院	0	0	0	0	0	0	2	100%	2	100%
	贵州中医药大学	0	0	0	0	0	0	6	100%	6	100%
	内蒙古医科大学	0	0	0	0	0	0	2	100%	2	100%

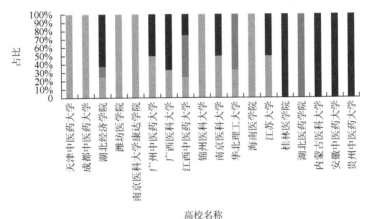

图 5-29　高校医疗保障专业教师获得高层次人才称号情况

5.6.3　教师综合素质和能力

关于所在高校医疗保障专业教师综合素质和能力能否满足现代医疗保障专业人才培养需求的问题，20 所高校的医疗保障专业负责人认为目前所在高校医疗保障专业教师的综合素质和能力不能满足现代医疗保障专业人才的培养需求（占 69.0%）；9 所高校的医疗保障专业负责人认为目前所在高校医疗保障专业的教师综合素质和能力能够满足现代医疗保障专业人才的培养需求（占 31.0%），见图 5-30。

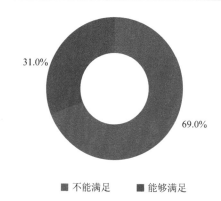

图 5-30 医疗保障专业负责人对目前教师综合素质和能力的评价

合计不为 100%是四舍五入修约所致

东部地区 15 所高校中，大多数高校医疗保障专业负责人认为目前本专业教师综合素质和能力不能满足现代医疗保障专业人才培养需求（11 所，占 73.3%）；4 所高校医疗保障专业负责人认为目前本专业教师综合素质和能力能够满足现代医疗保障专业人才培养需求（占 26.7%），见表 5-25。

表 5-25 高校医疗保障专业负责人对目前教师综合素质和能力的评价

地区	能够满足	不能满足
东部	东南大学 天津中医药大学 江苏大学 南京医科大学康达学院	锦州医科大学 福建中医药大学 海南医学院 广州中医药大学 广东医科大学 南方医科大学 南京医科大学 南京中医药大学 山东第一医科大学 潍坊医学院 华北理工大学
中部	安徽医科大学 湖北经济学院 江西中医药大学 安徽中医药大学	湖北医药学院 皖南医学院 湖北中医药大学
西部	贵州中医药大学	成都中医药大学 广西医科大学 昆明医科大学 桂林医学院 内蒙古医科大学 西南医科大学

中部地区 7 所高校中，4 所高校医疗保障专业负责人认为目前本专业教师综

合素质和能力能够满足现代医疗保障专业人才培养需求（占 57.1%）；3 所高校医疗保障专业负责人认为目前本专业教师综合素质和能力不能满足现代医疗保障专业人才培养需求（占 42.9%）。

西部地区 7 所高校中，绝大多数高校医疗保障专业负责人认为目前本专业教师综合素质和能力不能满足现代医疗保障专业人才培养需求（6 所，占 85.7%）；只有 1 所高校医疗保障专业负责人认为目前本专业教师综合素质和能力能够满足现代医疗保障专业人才培养需求（占 14.3%）。

5.6.4　岗位聘任和职称晋升

岗位聘任与职称晋升制度是促进高校教师队伍结构优化、调动高校教师工作积极性和创造性的重要安排。笔者以聘任与晋升制度能否促进高校教师队伍结构优化为题对 29 所高校的医疗保障专业负责人进行了问卷调查，发现在 29 所高校的医疗保障专业负责人中，只有 13 人（占 44.8%）认为所在高校的聘任与晋升制度"能够促进"教师队伍结构优化，9 人（占 31.0%）认为所在高校聘任与晋升制度对教师队伍结构优化的"促进作用不大"，还有 7 人（占 24.1%）认为所在高校聘任与晋升制度"不能促进"教师队伍结构优化，见图 5-31。

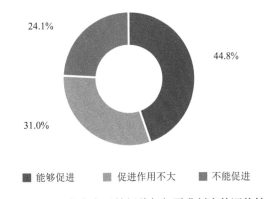

图 5-31　专业负责人对教师聘任与晋升制度的评价情况

合计不为 100% 是四舍五入修约所致

研究还发现，部分高校的医疗保障专业负责人认为所在高校聘任与晋升制度存在不合理之处。例如，某医科大学医疗保障专业负责人认为"教学和科研成果赋分标准不一致，导致获得（教学和科研）成果难度有区别，更多教师倾向于教学型，不利于整体科研能力的提升，部分影响了教师队伍的结构优化"。又如，某医药学院医疗保障专业负责人认为其所在高校"专业建设、专业评估、专业团队建设、专业招生宣传、专业实习基地建设等，这些工作都不计入职称晋升和聘任，因此没有教师愿意做这些工作，导致专业建设工作力度非常小"。

5.6.5　专业教师培训情况

1. 专业教师培训实施情况

高等学校教师培训是为高校教师更好地履行岗位职责而进行的继续教育。规范化、制度化的专业教师培训是全面提高教师的教育教学水平和科学研究能力、提高应用现代化教育技术等技能的能力、选拔和重点培养优秀青年教师并使之成为学术骨干的重要手段。

一般说来，按照教师的不同发展阶段，可以将专业教师培训策略分为岗前培训和在岗培训两个阶段。关于所在高校的专业教师不同发展阶段的培训情况，29所高校的医疗保障专业负责人中，23人（占79.3%）反映所在高校会根据教师不同发展阶段制定相应的培训内容，6人（占20.7%）认为所在高校没有根据教师不同发展阶段制定相应培训内容，见图5-32。

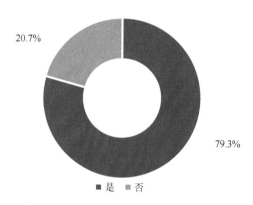

图 5-32　所在高校是否根据教师不同发展阶段制定培训内容

进一步就所在高校的专业教师培训情况，对29所高校的医疗保障专业负责人进行访谈，并通过 ROST CM6 软件进行关键词词频分析。研究发现，排名前五位的关键词为"培训""教师""教学""学校""阶段"。根据关键词词频分析，29所高校中，大多数高校按照教师发展的不同阶段制订了教师培训计划，培训内容主要有新教师培训、教学和科研培训、短期专题培训、长期进修培训等。例如，某医科大学"教师长期培训主要基于专业教师个人申请，根据学科专业发展目标及人员情况（专业背景、职称晋升、年龄结构等），由学院计划安排，学校职能部门组织专家审查并依据年度经费预算给予资助，主要培训方式为赴国内重点高校相关学科进修访学；短期培训由各学科系根据各教师承担课程及研究领域等给予相应支持，主要方式为参加学术会议、专题培训等"。又如，某医学院"每年均会以教研室为单位提交教师 3 年培训计划，主要分为学历教育与非学历教育，同时对职称晋升有硬性的脱产培训要求，如对晋升高级职称的教师需要有国内高水平大学或高水平大学中优势专业进修经历，同时也鼓励教学的短期脱产培训"。再如，某医科大学"对教师实施分阶段培训，启动了三航计划，即针对新进教师的'启航计划'，针对青年教师的'护航计划'以及针对骨干教师的'领航计划'，主要涉及教学方法的学习探讨等"，见图 5-33 和表 5-26。

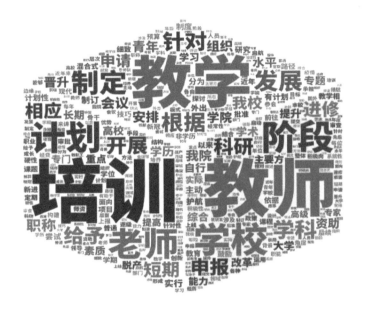

图 5-33　高校医疗保障专业教师培训的关键词标签云

表 5-26　高校医疗保障专业教师培训的访谈词频情况

序号	关键词	词频	主要涉及词汇
1	培训	42	长期培训、短期培训、专题培训、新教师培训制度、科研培训计划、培训项目等
2	教师	27	专业教师个人申请、新教师培训制度、边缘学科教师、教师 3 年培训计划等
3	教学	14	教学技巧方面的培训、教学培训和要求、教学改革和尝试、混合式教学改革等
4	学校	11	学校开展、学校制定等
5	阶段	9	针对教师不同的发展阶段等
6	计划	8	科研培训计划、教师 3 年培训计划等

续表

序号	关键词	词频	主要涉及词汇
7	老师	7	普通老师培训等
8	发展	7	不同发展阶段、教师发展、专业发展等
9	制定	7	制定培训计划和内容等
10	针对	6	针对教师不同的发展阶段等

2. 专业教师培训成效情况

高校专业教师培训是全面提升高校教师综合素质的重要安排。笔者以专业教师培训能否提升教师综合素质为题对 29 所高校的医疗保障专业负责人进行了问卷调查。在 29 所高校的医疗保障专业负责人中，25 人回答了该问题，4 人没有回答。回答问题的 25 人中，有 20 人（占 80.0%）认为所在高校教师培训"能够提升"教师综合素质，4 人（占 16.0%）认为所在高校教师培训对教师综合素质"提升不明显"，1 人（占 4.0%）认为所在高校教师培训"不能提升"教师综合素质，见图 5-34。

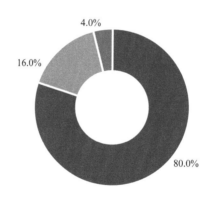

图 5-34　高校医疗保障专业教师培训成效

5.6.6　师德师风建设情况

关于对所在高校医疗保障专业教师队伍师德师风建设情况的评价，15 所高校医疗保障专业的负责人认为所在高校医疗保障专业的教师队伍师德师风建设"非常好"（占 51.7%）；10 所高校医疗保障专业负责人认为所在高校医疗保障专业的教师队伍师德师风建设"比较好"（占 34.5%），4 所高校医疗保障专业的负责人认为所在高校医疗保障专业的教师队伍师德师风建设"一般"（占 13.8%），见图 5-35。

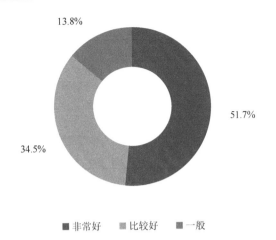

图 5-35　医疗保障专业负责人对师德师风建设的评价

　　在东部地区 15 所高校中，大多数高校医疗保障专业负责人认为所在高校医疗保障专业教师队伍的师德师风建设情况"非常好"（8 所，占 53.3%）或"较好"（5 所，占 33.3%），2 所高校医疗保障专业负责人认为所在高校医疗保障专业教师队伍的师德师风建设情况"一般"（占 13.3%）。

　　中部地区 7 所高校中，大多数高校医疗保障专业负责人认为所在高校医疗保障专业教师队伍的师德师风建设情况"非常好"（3 所，占 42.9%）或"较好"（3 所，占 42.9%），1 所高校医疗保障专业负责人认为所在高校医疗保障专业教师队伍的师德师风建设情况"一般"（占 14.3%）。

　　西部地区 7 所高校中，4 所高校医疗保障专业负责人认为所在高校医疗保障专业教师队伍的师德师风建设情况"非常好"（占 57.1%）；2 所高校医疗保障专业负责人认为所在高校医疗保障专业教师队伍的师德师风建设情况"较好"（占 28.6%）；1 所高校医疗保障专业负责人认为所在高校医疗保障专业教师队伍的师德师风建设情况"一般"（占 14.3%），见表 5-27。

表 5-27　高校医疗保障专业负责人对师德师风建设的评价

地区	非常好	较好	一般	较差	非常差
东部	福建中医药大学 广州中医药大学 锦州医科大学 山东第一医科大学 南京医科大学 天津中医药大学 潍坊医学院 江苏大学	东南大学 广东医科大学 南方医科大学 南京中医药大学 南京医科大学康达学院	华北理工大学 海南医学院	无	无

续表

地区	非常好	较好	一般	较差	非常差
中部	安徽医科大学 安徽中医药大学 皖南医学院	湖北经济学院 江西中医药大学 湖北中医药大学	湖北医药学院	无	无
西部	成都中医药大学 广西医科大学 昆明医科大学 贵州中医药大学	内蒙古医科大学 西南医科大学	桂林医学院	无	无

5.6.7　师资队伍建设效果评价

关于医疗保障专业的师资队伍建设整体效果评价，15 所高校医疗保障专业的负责人认为所在高校医疗保障专业师资队伍建设整体效果比较好（占51.7%）；11 所高校医疗保障专业的负责人认为所在高校医疗保障专业师资队伍建设整体效果一般（占 37.9%）；2 所高校医疗保障专业负责人认为所在高校医疗保障专业师资队伍建设整体效果较差（占 6.9%）；1 所高校医疗保障专业的负责人认为所在高校医疗保障专业师资队伍建设整体效果非常好（占 3.4%），见图 5-36。

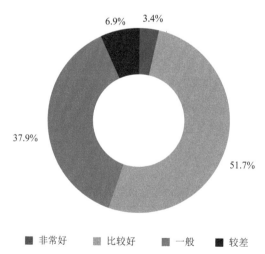

图 5-36　医疗保障专业负责人对师资队伍整体建设的评价

合计不为 100% 是四舍五入修约所致

东部地区 15 所高校中，只有 1 所高校医疗保障专业负责人认为所在高校医疗保障师资队伍建设整体效果"非常好"（占 6.7%），大多数高校医疗保障专业负责人认为所在高校医疗保障师资队伍建设整体效果"较好"（7 所，占 46.7%）或"一般"（7 所，占 46.7%）。

中部地区 7 所高校中，大多数高校医疗保障专业负责人认为其所在高校医疗保障师资队伍建设整体效果"较好"（5 所，占 71.4%）；1 所高校医疗保障专业负责人认为所在高校医疗保障师资队伍建设整体效果"较差"（占 14.3%）；1 所高校医疗保障专业负责人认为所在高校医疗保障师资队伍建设整体效果"一般"（占 14.3%）。

西部地区 7 所高校中，大多数高校医疗保障专业负责人认为所在高校医疗保障师资队伍建设整体效果"较好"（3 所，占 42.9%）或"一般"（3 所，占 42.9%），只有 1 所高校医疗保障专业负责人认为所在高校医疗保障师资队伍建设整体效果"较差"（占 14.3%），见表 5-28。

表 5-28　高校医疗保障专业负责人对师资队伍整体建设的评价

地区	非常好	较好	一般	较差	非常差
东部	广州中医药大学	南京医科大学康达学院 福建中医药大学 山东第一医科大学 南京医科大学 天津中医药大学 潍坊医学院 江苏大学	东南大学 广东医科大学 锦州医科大学 南方医科大学 南京中医药大学 华北理工大学 海南医学院	无	无
中部	无	安徽医科大学 安徽中医药大学 湖北经济学院 江西中医药大学 湖北中医药大学	皖南医学院	湖北医药学院	无
西部	无	广西医科大学 西南医科大学 贵州中医药大学	成都中医药大学 内蒙古医科大学 昆明医科大学	桂林医学院	无

5.6.8　师资队伍建设未来规划

关于对所在高校医疗保障师资队伍建设未来规划重点的看法，29 所高校的医疗保障专业负责人对所在高校医疗保障师资队伍建设未来规划重点的排序从高到低依次为师资水平（26 所，占 89.7%）、师资结构（24 所，占 82.8%）、师资数量（15 所，占 51.7%）、教师培训（15 所，51.7%）、考核制度（14 所，占 48.3%）、聘任与晋升制度（11 所，占 37.9%）、师德师风建设（5 所，占 17.2%）、薪酬制度（3 所，占 10.3%），见图 5-37。

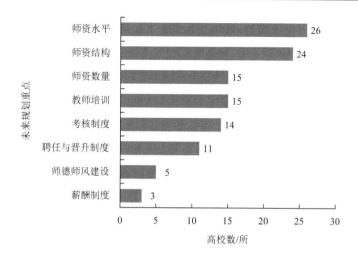

图 5-37　医疗保障专业师资队伍建设未来规划重点排序

东部地区 15 所高校的医疗保障专业负责人对所在高校医疗保障师资队伍建设未来规划重点的排序从高到低依次为"师资水平"（15 所，占 100.0%）、"师资结构"（13 所，占 86.7%）、"师资数量"（10 所，占 66.7%）、"教师培训"（8 所，占 53.3%）、"考核制度"（7 所，占 46.7%）、"聘任与晋升制度"（5 所，占 33.3%）、"师德师风建设"（2 所，占 13.3%）。

中部地区 7 所高校的医疗保障专业负责人对所在高校医疗保障师资队伍建设未来规划重点的排序从高到低依次为"师资水平"（6 所，占 85.7%）、"师资结构"（5 所，占 71.4%）、"考核制度"（4 所，占 57.1%）、"聘任与晋升制度"（3 所，占 42.9%）、"教师培训"（3 所，占 42.9%）、"师德师风建设"（2 所，占 28.6%）；"师资数量"（1 所，占 14.3%）、"薪酬制度"（1 所，占 14.3%）。

西部地区 7 所高校的医疗保障专业负责人对所在高校医疗保障师资队伍建设未来规划重点的排序从高到低依次为"师资结构"（6 所，占 85.7%）、"师资水平"（5 所，占 71.4%）、"教师培训"（5 所，占 71.4%）、"师资数量"（4 所，占 57.1%）、"考核制度"（3 所，占 42.9%）、"薪酬制度"（2 所，占 28.6%）、"聘任与晋升制度"（2 所，占 28.6%）、"师德师风建设"（1 所，占 14.3%），见表 5-29。

表 5-29　高校医疗保障专业师资队伍建设未来规划重点排序

地区	学校	师资数量	师资结构	师资水平	薪酬制度	考核制度	聘任与晋升制度	教师培训	师德师风建设
东部	东南大学	√	√	√		√			
	锦州医科大学		√	√		√	√	√	

续表

地区	学校	师资数量	师资结构	师资水平	薪酬制度	考核制度	聘任与晋升制度	教师培训	师德师风建设
东部	江苏大学	√	√	√				√	
	南京医科大学	√	√	√		√		√	
	南京中医药大学		√	√					
	南京医科大学康达学院	√	√	√				√	
	广东医科大学		√	√					
	广州中医药大学		√	√				√	
	南方医科大学	√	√	√		√	√	√	√
	福建中医药大学	√	√	√			√		
	山东第一医科大学	√	√	√		√		√	
	潍坊医学院	√	√	√					
	华北理工大学	√		√		√	√		
	天津中医药大学	√	√	√		√	√		
	海南医学院			√				√	√
中部	安徽医科大学		√	√			√		
	安徽中医药大学		√	√				√	
	皖南医学院		√	√		√	√		√
	湖北中医药大学	√				√			
	湖北经济学院		√	√		√		√	
	湖北医药学院				√		√		
	江西中医药大学		√	√					
西部	成都中医药大学		√	√	√	√		√	
	西南医科大学			√				√	
	广西医科大学	√	√	√					
	桂林医学院	√				√			√
	贵州中医药大学		√			√		√	
	昆明医科大学	√	√	√	√		√		
	内蒙古医科大学	√	√	√				√	

第6章　高校医疗保障专业师资队伍建设内容

6.1　资料来源与方法

2021年1~2月，笔者通过开设医疗保障本科专业（不含停招高校）的30所高校官方网站，以"师资""师资建设""薪酬""聘任""职称晋升""培训""考核""师德师风"为关键词，检索与医疗保障师资队伍建设相关的内容。通过检索和初步筛选，累计下载相关正式文件共50篇。

考虑到部分高等院校网站信息存在更新不及时、文件信息公开不完整等情况，2021年3~5月，笔者通过"中国知网""维普""万维网"等，以"师资""师资建设""薪酬""聘任""职称晋升""培训""考核""师德师风"为关键词，检索与医疗保障师资队伍建设相关的文献。通过检索和初步筛选，剔除7篇加密文件，找到了符合要求的文献共计32篇。2021年6~10月，笔者采用ROST CM6软件，对与医疗保障专业师资队伍建设"薪酬""聘任与晋升""岗前与在岗培训""考核""师德师风"等相关的文件和文献进行文本分析，并通过社会语义共现网络呈现分析结果。

同时，笔者对我国29所高校医疗保障专业负责人开展半结构式访谈。出于新冠疫情防控需要，专业负责人访谈主要通过线上发放访谈提纲的形式完成。一共收集到29所高校医疗保障专业负责人访谈材料，采用ROST CM6软件进行文本分析，对专业负责人访谈材料进行关键词词频分析并根据词频生成关键词标签云。

6.2　专业教师薪酬

医疗保障专业教师的薪酬主要包括基本工资和绩效工资，基本工资与国家和各省区市事业单位人员工资标准紧密相关，绩效工资则根据各高校绩效考核制度执行。事业单位人员薪酬待遇根据各地区所发布的文件或通知执行，同时各高校也有一定的管理办法和标准。

笔者通过开设医疗保障本科专业（不含停招）的相关高校网站及"中国知网""维普""万维网"等进行文献检索和筛选，并采用ROST CM6软件对医疗保障专业教师的薪酬文件进行文本分析并形成社会语义共现网络后，明显可见

"工资""待遇""人员""执行""文件"5 个较大的中心性节点。将中心性节点与周围节点相连接并进行语义整理发现,薪酬以"工资"和"待遇"为核心内容向外发散,绩效、奖励、岗位等与教师工资密切相关,但决定教师工资的主要因素是事业单位人员待遇。

6.3 岗位聘任与晋升

6.3.1 聘任与晋升的主要内容

采用 ROST CM6 软件对医疗保障专业师资队伍建设中涉及专业教师聘任与晋升的文件进行文本分析并形成社会语义共现网络后,明显可见"学校""岗位""教学""条件""申报"5 个较大的中心性节点,且分布较分散。其中,聘任与晋升的各个节点联系不紧密,说明聘任和晋升的侧重点各有不同。

将中心性节点与周围节点相连接并进行语义整理发现,有关聘任的节点主要和学校的岗位聘用与教学、学科、单位等相关,各高校进行人员聘用的主要依据是岗位职责和相关管理规定;有关晋升的节点主要与技术职称的申报和现任职务有关,技术职称提到最多的是中级、副高、正高职称,职称申报主要考察岗位职责履行情况和教学改革成果,然后是科研能力(包括学术论文、学位、科研项目等)。聘任与晋升制度语义共现网络见图 6-1。

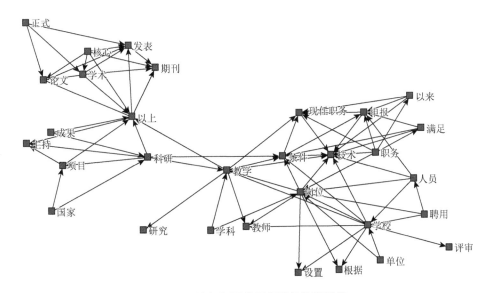

图 6-1 聘任与晋升制度语义共现网络

在聘任与晋升相关文件中，按文件所属高校、所在省份进一步分类，发现各省高校聘任与晋升制度的侧重点略有不同。例如，安徽省高校的医疗保障专业教师聘任与晋升制度的侧重点在于职务晋升和职称评定；福建省主要集中于发表核心期刊学术论文数量、文章被引数、出版专著、主持国家课题等，还特别要求发表教学改革研究相关论文；广东省则集中于技术职称、职务审核、评定等方面，并根据不同学科提出发表论文的数量、质量要求，以及参与或主持国家级科研项目并获优秀等级及以上等硬性要求；湖北省高校的医疗保障专业教师聘任与晋升相关文件主要内容为面向岗位、人员聘用等。又如，江苏省主要集中在学校发展、学科建设、教师职称评定、岗位设置等多方面，还有获得国家级奖项前三名等要求；四川省主要集中于专业技术职务评聘，涉及发表中文核心期刊论文、主持省级以上项目、获省级及以上奖项前三名、科研经费数额、专利申请数量等。

6.3.2　聘任与晋升的具体要求

在完成各高校关于医疗保障专业教师的聘任与晋升的政策文本分析的基础上，笔者对 29 所高校的医疗保障专业负责人就该校专业教师聘任与晋升的具体要求进行了访谈并通过 ROST CM6 软件对专业负责人的访谈文本进行关键词词频分析。研究发现，专业负责人的访谈文本中排名前三位的关键词为"科研""教学""论文"，见图 6-2 和表 6-1。

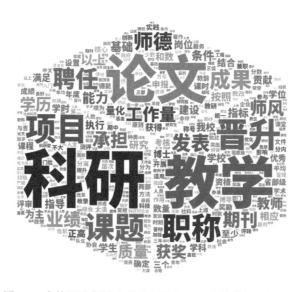

图 6-2　高校医疗保障专业教师聘任与晋升的关键词标签云

表 6-1　高校医疗保障专业教师聘任与晋升制度的访谈词频情况

序号	关键词	词频	主要涉及词汇
1	科研	30	科研业绩、科研项目、发表 SCI 论文、科研成果（论文、著作、获奖的层次和影响）等
2	教学	27	教学成果、教学课时数、教学质量、教学工作量、教学改革论文、教学改革课题等
3	论文	21	科研论文、教改论文、发表论文的期刊类型、论文数量、论文质量等
4	晋升	15	学校统一的晋升文件、岗位晋升等
5	项目	11	科研项目、国家级项目、省部级项目等
6	职称	11	学校统一的职称评审、职称要求、职称晋升等
7	课题	10	省级及以上的课题、教学改革课题、承担高层次课题、课题级别和数量等
8	聘任	8	聘任与晋升等
9	成果	8	教学成果、科研成果等
10	发表	7	论文发表、发表学术论文等

注：SCI 全称 Science Citation Index，科学引文索引

　　根据关键词词频分析，29 所高校的医疗保障专业负责人所在高校的教师聘任与晋升要求的主要内容有科研、教学、论文、项目、课题、成果等。进一步分析发现，教师聘任主要有学历、专业、职称、科研能力、获奖情况等要求。教师职称晋升主要包含三个方面：基本背景、教学和科研。其中，基本背景包含教龄、考核是否优秀、学术兼职、荣誉称号等，教学包含教学课时数、教学改革论文和课题、教学成果和教学质量等，科研包含承担的科研项目、科研成果（论文、著作、获奖的层次和影响）等。

　　研究还发现，大多数医疗保障专业负责人所在高校的教师聘任与晋升制度更关注于教师的科研能力和科研成果。部分高校根据教师岗位类型分设不同的条件，如某医科大学"职称晋升分为教学型、科研型和混合型，设置最低参评标准（论文级别和数量、课题级别和数量），进行每项赋分"；还有部分高校对教师聘任与晋升条件做出了详细要求，如某医学院"以正高职称教学研究型晋升为例，设置了申报门槛。原则上 40 周岁及以下应具有博士学位；年均教学工作量达到教研室平均教学工作量；教学效果合格且至少一个年度优秀或三个年度良好；承担校级或院（系）及以上质量工程项目；科研方面，人文社会科学类要以首位承担国家级项目 1 项或省部级项目 2 项（至少 1 项为部级项目）；同时具备以下条件之一：①以前三位获得

省部级科研奖励；②发表科研论文：在 A 类中文核心期刊发表论文不少于 3 篇，或在 SSCI（Social Science Citation Index，社会科学引文索引）收录期刊、CSSCI（Chinese Social Sciences Citation Index，中文社会科学引文索引）来源期刊发表论文不少于 2 篇。达到以上条件方可以有资格申报正高职称。另外，还有研究为主型、教学为主型职称晋升办法，适用于少数在该方面表现突出的人员等"。

6.4　专业教师培训

6.4.1　岗前培训

2021 年 1～2 月，笔者通过开设医疗保障本科专业（不含停招）的高校官方网站及"中国知网""维普""万维网"等进行文献检索和筛选，并采用 ROST CM6 软件对医疗保障专业教师岗前培训的相关文件进行文本分析后，形成社会语义共现网络，发现各个节点分布较分散，涉及面广，共形成"教师""教学""培训""岗前""学校"5 个较大的中心性节点。这表明大多数高校教师岗前培训是以提升教学能力为核心内容展开的，培训的重点对象为青年教师群体。

岗前培训会一般根据不同岗位设置不同培训内容，培训形式多为集中培训，培训内容在强调理论知识的同时也会注重培养业务能力。此外，专业教师岗前培训还与各高校的教师管理制度等息息相关，不同高校的岗前培训可能会有所不同，值得关注的节点是大部分高校会根据各省区市规定统一安排师资培训。专业教师岗前培训相关文件的语义共现网络见图 6-3。

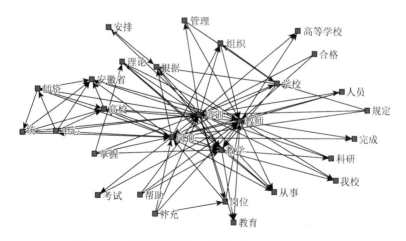

图 6-3　专业教师岗前培训相关文件的语义共现网络

6.4.2　在岗培训

采用 ROST CM6 软件对医疗保障专业教师在岗培训的相关文件进行文本分析并形成社会语义共现网络后发现,共形成"学校""教师""人员""公派""管理"等多个较大的中心性节点。将中心性节点与周围节点相连接并进行语义整理发现,教师在岗培训主要注重从教学、科研等方面提高教师业务能力和水平,不同高校会根据不同学科、不同教龄的教师制订相关培训计划,在职教师前往国内外相关高校研修或攻读学位是其中一种,见图 6-4。

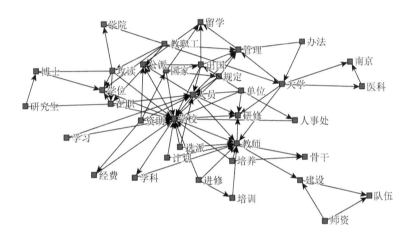

图 6-4　专业教师在岗培训相关文件的语义共现网络

从不同层次高校的培训文件涉及内容来看,"双非"高校在大力支持选派教师出国研修或公派留学的同时,特别重视青年骨干教师的培养项目,"双一流"、原"985"和原"211"则更多关注于境外研修、在职攻读学位、教师职业发展、集中教学培训等方面。按高校所在省份进行分类后发现,不同省份之间的教师培训文件主要内容也存在着差异。例如,安徽省的高校教师培训相关文件主要注重于岗前培训和鼓励在职教职工报考硕士或博士以提高学历,其他省份则以国内进修和出国研修为主。

6.5　专业教师考核

将专业教师考核的相关文件进行文本分析以形成社会语义共现网络,共形成"学校""教师""绩效""考核""科研""教学"6 个较大的中心性节点,这些中心性节点联系较为紧密。将中心性节点与周围节点相连接并进行语义整理发现，考核内容主要包括教学工作量与其他工作量、科研成果等，业绩奖励与岗位职责考核结果、绩效考核结果等挂钩。另外，部分高校还会根据不同岗位、不同目标、不同聘期、不同人员等来制定绩效考核办法。

进一步分类分析发现，不同层次高校专业教师的考核制度存在明显区别："双非"高校专业教师考核制度更注重考核教师的教学工作量、科研业绩等指标，并以此为发放工资和奖励的依据；"双一流"高校将岗位、聘期与考核挂钩，并对考核结果进行等级评定，以教师为中心发展，综合多方面能力如"科研""教学""师德"等建设高素质教师人才队伍；原"985"和原"211"高校与"双一流"高校做法相似，从岗位职责、科研业务、教学教育、教师贡献、学生评价等方面全方位对教师进行考核，并给予"合格"或"不合格"的评级结果。另外，还有部分高校实行积分制考核。考核制度语义共现网络见图6-5。

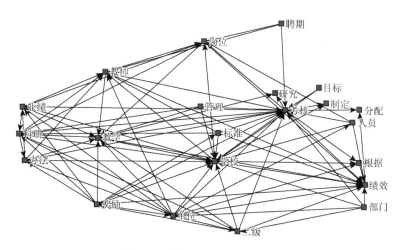

图6-5 考核制度语义共现网络

同时，采用ROST CM6软件对29所高校的医疗保障专业负责人关于所在高校专业教师年度考核内容的问卷调查结果进行关键词词频分析，排名前五位的关键词为"教学""科研""考核""工作量""论文"，见图6-6和表6-2。

根据关键词词频分析，开设医疗保障本科专业的高校对教师年度考核的主要内容包括教学、科研、师德师风及其他方面。其中，教学考核主要包括教学数量（如教学改革课题、教学改革论文、教学课时量）、教学质量（如教学效果评价、学生评教）。例如，某医学院规定"专业教师在教学课时量方面须完成288的教学课时/年"。科研考核主要包括科研项目数量和级别、科研成果（论文、

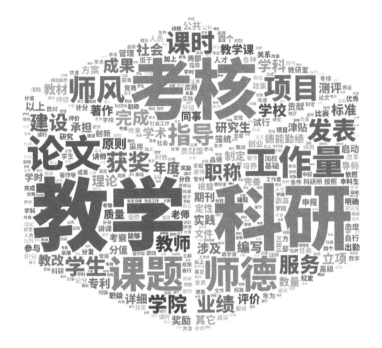

图 6-6　医疗保障专业高校教师年度考核的关键词标签云

表 6-2　医疗保障专业高校教师年度考核的具体内容

序号	关键词	词频	具体内容
1	教学	36	教学工作、学生评教、讲课比赛、参与教学管理等
2	科研	30	项目数量与级别、论文数量与级别、著作、获奖、专利等
3	考核	24	科研项目考核、论文考核、师德师风考核、教学课时考核、教学质量考核、教学效果评价考核、出勤考核等
4	工作量	18	教学工作量、科研工作量、研究生导师工作量等
5	论文	15	论文发表的数量与级别
6	课题	9	课题立项数量与级别等
7	师德师风	15	师德师风考核
8	项目	7	科研项目、指导本科生创新创业项目等
9	发表	6	论文发表
10	课时	6	教学课时量

著作及专利的数量与级别等）。例如，在科研成果考核方面，某中医药大学目前试

行如下方案："副高以上职称科研不低于 60 分（计分原则为学术期刊加分和项目加分），这一条件达到能够启动基本津贴 60%；津贴中的 30%由学院自行考核分发；学院采用详细的记分原则：如不同职称人员完成不同科研所得分数加权，结果即为自己的科研分"。在师德师风方面的考核暂时没有具体的考核标准。其他方面考核主要包括社会服务、出勤考核、学科建设、人才培养、教材编写等，见表 6-3。

表 6-3　医疗保障专业高校教师年度考核的主要内容

年度考核方面	具体内容
教学	教学数量（教学改革课题、教学改革论文、教学课时量等）、教学质量（教学效果评价、学生评教）
科研	科研项目数量和级别、科研成果（论文、著作及专利的数量与级别等）
师德师风	暂无具体的考核标准
其他	社会服务、出勤考核、学科建设、人才培养、教材编写等

另外，部分高校医疗保障专业教师的年度考核内容与职称挂钩，不同职称的考核周期和考核要求会有所不同，例如，某医学院教师"高级职称 5 年、讲师 3 年为一个考核周期，且不同职称职级的教学工作量、申报立项课题、发表论文、获奖等考核要求各有所不同"。还有部分高校在医疗保障专业教师的教学、科研、师德师风、其他等方面考核采取不同的比例，例如，某医科大学医疗保障专业教师考核"院级层面考核主要涉及教师教学、科研、社会服务三方面，其中教学占60%、科研占 30%、社会服务占 30%"。

6.6　师德师风文件

对师德师风的相关文件进行文本分析后，形成社会语义共现网络，共形成"教师""师德""师风""建设""教育""教学"7 个较大的中心性节点，并向外发散扩展。将中心性节点与周围节点相连接并进行语义整理发现，师德师风建设的内容以教师为核心，目前各高校师德师风建设主要目前还停留在健全制度、建立长效监督机制、成立师德师风委员会等方面，并将师德师风作为教师考核内容之一。师德主要通过教师在教学科研等方面的职业道德体现出来，师风则主要通过教师在学生教育和教师言行等方面体现。大多数高校目前还停留在师德师风相关文件宣传及制度机制建设的初期阶段，鲜有高校已经出台具体措施和做法。师德师风建设语义共现网络见图 6-7。

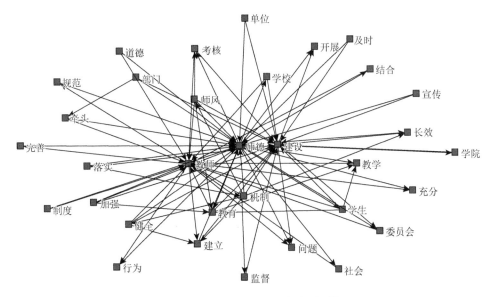

图 6-7　师德师风建设语义共现网络

第7章 医疗保障专业师资队伍建设情况

7.1 调查对象与方法

2021 年 3 月到 5 月，本书采取线上线下相结合的方式，向全国范围内开设医疗保障本科专业的 35 所高校（包括目前处于暂停招生状态）的医疗保障专业教师发放线上调查问卷，旨在从医疗保障专业教师的角度了解医疗保障专业人才培养与师资队伍建设基本情况。

调查问卷内容主要包括：①医疗保障专业教师基本情况，主要包括基本人口学特征、最高学历及毕业学校、最高学位所属学科门类、职称、岗位类型、从事医疗保障专业教育的工作年限、获得最高层次人才称号等；②医疗保障专业师资队伍建设基本情况，如新教师招聘、教师岗位聘任、职称晋升、教师培训、绩效考核、师德师风、工作满意度、工作成就感、工作自豪感、工作倦怠感等；③医疗保障专业人才培养情况，如专业人才社会需求、专业设置、本科生专业课程设置、就业去向等。本次调查共回收问卷 233 份，有效问卷 233 份，有效回收率达到 100%。

7.2 调查对象基本情况

调查结果显示，在 233 名医疗保障专业教师中，女性占比高于男性；年龄以 31 岁及以上居多（占 91.0%），其中 31～40 岁最多（占比 48.1%）；税前年总收入多为 3.6 万～14 万元（占 62.2%）；已婚者为主，占比 84.1%；最高学历以硕士和博士为主，占 97.0%。

同时，最高学历以毕业于国内高校为主，占 93.1%；最高学位所属学科门类为管理学的超过半数，占比 51.1%；超半数的人没有出国留学或访学等研修经历，占 67.4%；75.1% 的人未获得过校级及以上人才称号；中级职称占比最高，为 46.8%；专职教师岗最多，占 87.1%；工作年限为 11～20 年的占比最高（占 35.2%），其次是工作年限为 5 年及以下的（占 34.3%），见表 7-1。

表 7-1　医疗保障专业教师基本情况

条目	类别	人数/人	占比
性别	男	85	36.5%
	女	148	63.5%
年龄（周岁）	30 岁及以下	21	9.0%

续表

条目	类别	人数/人	占比
年龄（周岁）	31～40 岁	112	48.1%
	41～50 岁	80	34.3%
	51 岁及以上	20	8.6%
税前年总收入	小于 3.6 万元	0	0
	3.6 万～14 万元	145	62.2%
	14.1 万～30 万元	75	32.2%
	30.1 万～42 万元	8	3.4%
	42.1 万～66 万元	4	1.7%
	66.1 万～96 万元	1	0.4%
	大于 96 万元	0	0
婚姻状态	单身	29	12.4%
	已婚	196	84.1%
	离异	8	3.4%
最高学历	本科及以下	7	3.0%
	硕士	121	51.9%
	博士	105	45.1%
最高学历毕业学校（多选）	国外高校	16	6.9%
	原"985"高校	81	34.8%
	原"211"高校	69	29.6%
	"双一流"高校	57	24.5%
	综合性大学	59	25.3%
	单科性院校	54	23.2%
	民办高校	0	0
最高学位所属学科门类	哲学	5	2.1%
	经济学	48	20.6%
	法学	16	6.9%
	教育学	3	1.3%
	文学	1	0.4%
	历史学	1	0.4%
	医学	34	14.6%
	管理学	119	51.1%
	理学	5	2.1%
	工学	1	0.4%
是否有出国留学或访学等研修经历	是	76	32.6%
	否	157	67.4%
最高层次人才称号（多选）	国家级	0	0
	省级	26	11.2%
	校级	35	15.0%
	未获得	175	75.1%

续表

条目	类别	人数/人	占比
职称	初级	21	9.0%
	中级	109	46.8%
	副高级	72	30.9%
	正高级	31	13.3%
岗位类型	教师岗	203	87.1%
	行政岗	5	2.1%
	双肩挑	19	8.2%
	其他	6	2.6%
工作年限	5年及以下	80	34.3%
	6~10年	46	19.7%
	11~20年	82	35.2%
	20年以上	25	10.7%
合计		233	100%

注：合计不为100%是四舍五入修约所致

7.2.1 性别和年龄构成情况

调查结果显示，在233名医疗保障专业教师中，男女性别构成比例约为1∶1.74。其中，男性有85名，占36.5%；女性有148名，占63.5%，见图7-1。

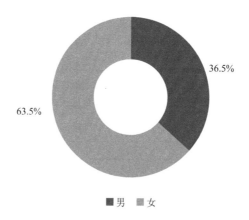

图 7-1 医疗保障专业教师性别构成情况

在233名医疗保障专业教师中，年龄在31~40岁的人数最多，有112人，占48.1%；其次是41~50岁的，有80人，占34.3%；30岁及以下的为21人，占9.0%；51岁及以上的教师数量最少，有20人，占8.6%，见图7-2。

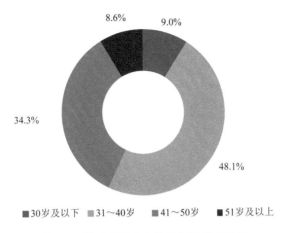

图 7-2　医疗保障专业教师年龄构成情况

7.2.2　收入与婚姻状况

从税前年收入来看，在 233 名医疗保障专业教师中，2020 年税前总收入小于 3.6 万元的为 0 人，2020 年税前总收入为 3.6 万～14 万元的有 145 人，占 62.2%；14.1 万～30 万元的有 75 人，占 32.2%；30.1 万～42 万元的有 8 人，占 3.4%；42.1 万～66 万元的有 4 人，占 1.7%；66.1 万～96 万元的有 1 人，占 0.4%；大于 96 万元的为 0 人，见图 7-3。

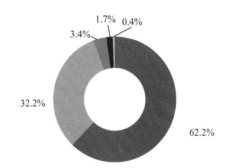

图 7-3　医疗保障专业教师税前年收入情况

合计不为 100% 是四舍五入修约所致

从婚姻状态来看，在 233 名医疗保障专业教师中，已婚的有 196 人，占 84.1%；单身的有 29 人，占 12.4%；离异的有 8 名，占 3.4%，见图 7-4。

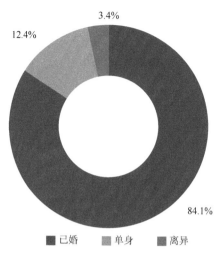

图 7-4　医疗保障专业教师婚姻状态情况

合计不为 100%是四舍五入修约所致

7.2.3　最高学历学位情况

从最高学历来看，在 233 名医疗保障专业教师中，最高学历为博士研究生的有 105 人，占 45.1%；最高学历为硕士研究生的有 121 人，占 51.9%；最高学历为本科及以下的有 7 人，占 3.0%，见图 7-5。

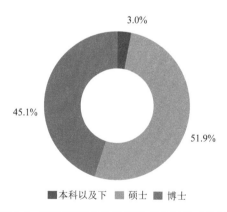

图 7-5　医疗保障专业教师最高学历构成情况

从最高学历毕业学校层次来看，在 233 名医疗保障专业教师中，毕业于原"985"和原"211"高校的分别有 81 人和 69 人，分别占 34.8%和 29.6%。另外，有 57 名专业教师最高学历毕业于"双一流"高校，占 24.5%。最高学历毕业于国内综合性大学的有 59 人，占 25.3%；最高学历毕业于国内单科性院校的有 54 人，占 23.2%。同时，有 16 人最高学历毕业于国外高校，占 6.9%。毕业于民办高校的人数为 0 人，见图 7-6。

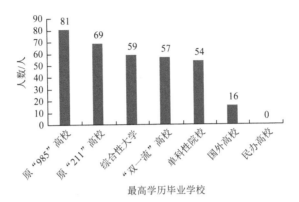

图 7-6　医疗保障专业教师最高学历毕业学校情况

从最高学位所属学科门类来看，在 233 名医疗保障专业教师中，大部分（占86.3%）教师最高学位所属学科门类为管理学、经济学和医学，超过一半的教师最高学位所属学科门类为管理学（占 51.1%），最高学位所属学科门类为经济学的有48 人（占 20.6%），最高学位所属学科门类为医学的有 34 人（占 14.6%），其他最高学位所属学科门类人数由多到少依次是哲学（5 人，占 2.1%）、理学（5 人，占2.1%）、教育学（3 人，占 1.3%）、文学（1 人，占 0.4%）、历史学（1 人，占 0.4%）、工学（1 人，占 0.4%），见图 7-7。

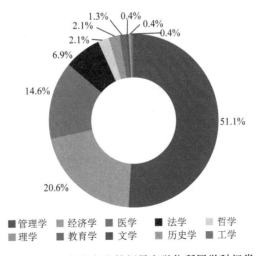

图 7-7　医疗保障专业教师最高学位所属学科门类

合计不为 100% 是四舍五入修约所致

7.2.4 工作年限、职称和岗位类型

从工作年限来看，在 233 名医疗保障专业教师中，从事医疗保障专业教育工作达到 20 年以上的教师有 25 人，占 10.7%；从事医疗保障专业教育工作 11～20 年的教师有 82 人，占 35.2%；从事医疗保障专业教育工作 6～10 年的教师有 46 人，占 19.7%；从事医疗保障专业教育工作 5 年及以下的教师有 80 人，占 34.3%，见图 7-8。

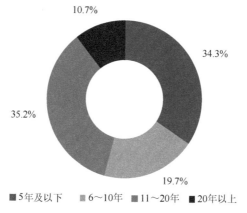

图 7-8　医疗保障专业教师教育工作年限构成情况

合计不为 100% 是四舍五入修约所致

同时，调查结果显示，在 233 名医疗保障专业教师中，正高级职称者有 31 人（占 13.3%），副高级职称者有 72 人（占 30.9%），中级职称者有 109 人（占 46.8%），初级职称者有 21 人（占 9.0%），见图 7-9。

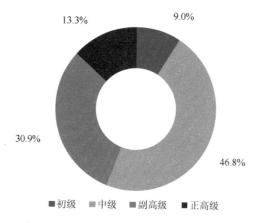

图 7-9　医疗保障专业教师职称构成情况

从岗位类型来看，在 233 名医疗保障专业教师中，教师岗有 203 人，占 87.1%；行政岗有 5 人，占 2.1%；双肩挑的有 19 人，占 8.2%；其他岗位类型有 6 人，占 2.6%，见图 7-10。

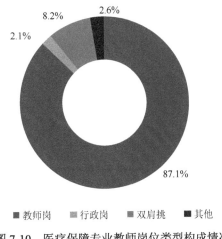

图 7-10　医疗保障专业教师岗位类型构成情况

7.2.5　国外研修经历与人才称号

从国外研修经历来看，在 233 名医疗保障专业教师中，只有 76 名教师（占 32.6%）有过出国留学或访学等研修经历，157 名教师（占 67.4%）没有出国留学或访学等研修经历，见图 7-11。

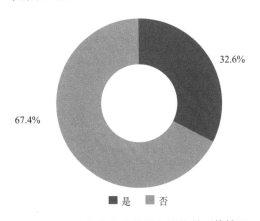

图 7-11　医疗保障专业教师出国访学研修情况

从获得的最高层次人才称号来看，没有获得过任何层次的人才称号的有 175 人，占 75.1%；获得过省级高层次人才称号的有 26 人，占 11.2%；获得校级高层次人才称号的教师有 35 人，占 15.0%。目前，我国医疗保障专业教师中尚无获得过国家级人才称号的教师，见图 7-12。

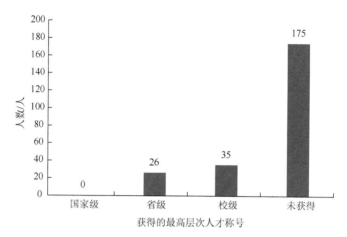

图 7-12 医疗保障专业教师获得的最高层次人才称号情况

7.2.6 所在高校最高办学层次

与专业负责人调查结果相似，233 名医疗保障专业教师的调查结果显示，125 人（占 53.6%）所在高校的医疗保障专业具备学士学位授权点，76 人（占 32.6%）所在高校的医疗保障专业具备硕士学位授权点，28 人（占 12.0%）所在高校的医疗保障专业具备博士学位授权点，见图 7-13。

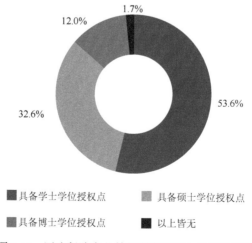

图 7-13 医疗保障专业教师所在高校办学层次情况

合计不为 100% 是四舍五入修约所致

同时，从医疗保障专业研究生导师数量来看，在 233 名医疗保障专业教师中，56 人（占 24.0%）是硕士研究生导师，11 人（占 4.7%）是博士研究生导师，166 人（占 71.2%）不是研究生导师，见图 7-14。

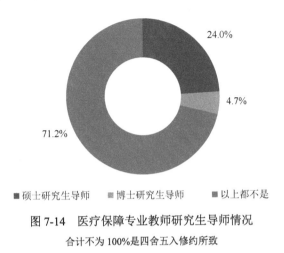

24.0%

4.7%

71.2%

■ 硕士研究生导师　　■ 博士研究生导师　　■ 以上都不是

图 7-14　医疗保障专业教师研究生导师情况

合计不为 100% 是四舍五入修约所致

7.3　收入满意度及期望值

2021 年 3 月到 4 月，为全面了解我国医疗保障本科专业教育师资队伍建设实际情况，笔者对医疗保障本科专业的专任教师进行了问卷调查（线上调查），全国共有 233 名医疗保障专业教师参与了此次调查，回收有效问卷 233 份，有效回收率 100%。

7.3.1　收入满意度

针对专业教师的问卷调查结果显示，在 233 名医疗保障专业教师中，5 人（占 2.1%）对目前的年收入水平感到"非常满意"，65 人（占 27.9%）对目前的年收入水平感到"比较满意"，105 人（占 45.1%）认为目前的年收入水平"一般"，50 人（占 21.5%）目前的年收入水平感到"不太满意"，8 人（占 3.4%）目前的年收入水平感到"非常不满意"，见图 7-15。

7.3.2　收入期望值

在 233 名医疗保障专业教师中，超过半数的教师对年收入（税前）期望值为 14 万元及以上，另有超过 1/3 的教师对年收入（税前）期望值为 30 万元及以上。

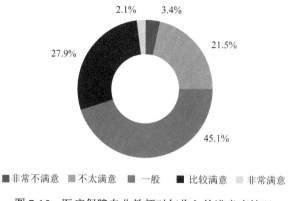

图 7-15　医疗保障专业教师对年收入的满意度情况

具体来看，3 人（占 1.3%）对年收入（税前）期望值为 96 万元及以上，7 人（占 3.0%）对年收入（税前）期望值为 66 万元及以上，12 人（占 5.2%）对年收入（税前）期望值为 42 万元及以上，79 人（占 33.9%）对年收入（税前）期望值为 30 万元及以上，131 人（占 56.2%）对年收入（税前）期望值为 14 万元及以上，1 人（占 0.4%）对年收入（税前）期望值为 3.6 万元及以上，见图 7-16。

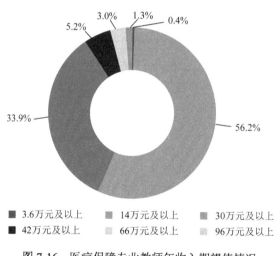

图 7-16　医疗保障专业教师年收入期望值情况

7.4　岗位聘任与晋升制度

7.4.1　岗位聘任制度的知晓情况

对于所在高校的教师岗位聘任制度，在参与调查的 233 名医疗保障专业教师中，19 人（占 8.2%）"非常了解"该校的在职教师岗位聘任制度，127 人（占 54.5%）"比较了解"该校的在职教师岗位聘任制度，66 人（占 28.3%）"一般"了解该校的在职教师岗位聘任制度，20 人（占 8.6%）"不太了解"该校的在职教师岗位聘任制度，1 人（占 0.4%）"完全不了解"该校的在职教师岗位聘任制度，见图 7-17。

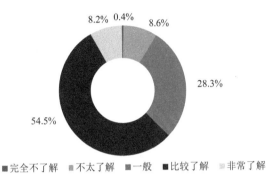

图 7-17　专业教师对所在高校岗位聘任制度的了解情况

7.4.2　对岗位聘任制度的评价

关于对所在高校的在职教师岗位聘任制度的评价，在 233 名医疗保障专业教师中，9 人（占 3.9%）认为该校的在职教师岗位聘任制度"非常合理"，82 人（占 35.2%）认为该校的在职教师岗位聘任制度"比较合理"，113 人（占 48.5%）认为该校的在职教师岗位聘任制度"一般"，26 人（占 11.2%）认为该校的在职教师岗位聘任制度"不太合理"，3 人（占 1.3%）认为该校的在职教师岗位聘任制度"非常不合理"，见图 7-18。

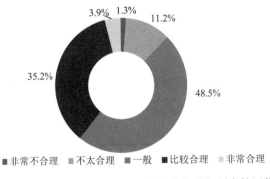

图 7-18　专业教师对所在高校教师岗位聘任制度的评价

合计不为100%是四舍五入修约所致

关于所在高校教师岗位聘任制度存在的问题，本书将其分为 4 个方面：①岗位设置结构不合理；②岗位设置数量不足；③岗位职责不明确；④岗位考核标准不明确。从岗位聘任制度存在问题数量来看，在 233 名医疗保障专业教师中，有 20 人（占 8.6%）认为所在高校在职教师岗位聘任制度同时存在"岗位设置结构不合理""岗位设置数量不足""岗位职责不明确""岗位考核标准不明确"这 4 个问题，17 人（占 7.3%）认为所在高校同时存在其中 3 个问题，79 人（占 33.9%）认为所在高校同时存在其中 2 个问题，117 人（50.2%）认为所在高校仅存在其中 1 个问题，见图 7-19。

从岗位聘任制度存在问题出现的频数来看，在 233 名医疗保障专业教师中，119 人（占 51.1%）认为该校的在职教师岗位聘任制度存在"岗位设置数量不足"的问题，97 人（占 41.6%）认为该校的在职教师岗位聘任制度存在"岗位设置结构不合理"的问题，96 人（占 41.2%）认为该校的在职教师岗位聘任制度存在"岗位职责不明确"的问题，94 人（占 40.3%）认为该校的在职教师岗位聘任制度存在"岗位考核标准不明确"的问题，见图 7-20。

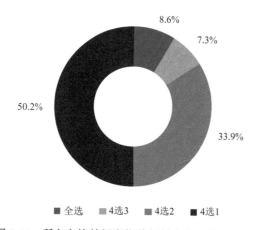

图 7-19　所在高校教师岗位聘任制度存在的问题数量

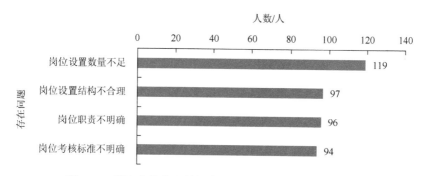

图 7-20　所在高校在职教师岗位聘任制度存在问题的频数

7.4.3　对职称晋升制度的评价

对于所在高校的职称晋升制度，在233名医疗保障专业教师中，23人（占9.9%）"非常了解"该校的职称晋升制度，143人（占61.4%）"比较了解"该校的职称晋升制度，56人（占24.0%）对该校的职称晋升制度了解"一般"，8人（占3.4%）"不太了解"该校的职称晋升制度，3人（占1.3%）"完全不了解"该校的职称晋升制度，见图7-21。

关于对所在高校的职称晋升制度的评价，在233名医疗保障专业教师中，3人（占1.3%）认为该校的职称晋升制度"非常合理"，74人（占31.8%）认为该校的职称晋升制度"比较合理"，104人（占44.6%）认为该校的职称晋升制度"一般"，40人（占17.2%）认为该校的职称晋升制度"不太合理"，12人（占5.2%）认为该校的职称晋升制度"非常不合理"，见图7-22。

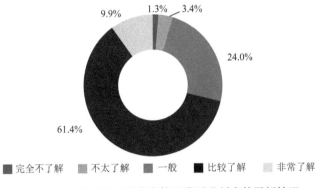

图7-21　专业教师对所在高校职称晋升制度的了解情况

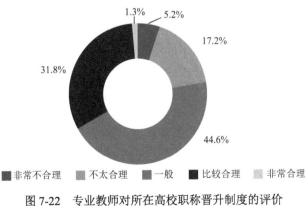

图7-22　专业教师对所在高校职称晋升制度的评价

合计不为100%是四舍五入修约所致

　　关于所在高校职称晋升制度存在的问题，本书将其分为 4 个方面：①职称晋升标准不明确；②职称晋升规定不合理；③职称晋升要求条件较高；④职称晋升名额太少。从职称晋升制度存在的问题数量来看，在 233 名医疗保障专业教师中，有 8 人（占 3.4%）认为所在高校职称晋升制度同时存在"职称晋升标准不明确""职称晋升规定不合理""职称晋升要求条件较高""职称晋升名额太少"这 4 个问题，26 人（占 11.2%）认为所在高校同时存在其中 3 个问题，84 人（占 36.1%）认为所在高校同时存在其中的 2 个问题，110 人（47.2%）认为所在高校仅存在其中的 1 个问题，5 人（2.1%）选了"其他"（其中，3 人认为所在高校职称晋升制度不存在问题，2 人认为所在高校职称晋升制度存在"人为因素"干扰）。所在高校职称晋升制度存在的问题数量见图 7-23。

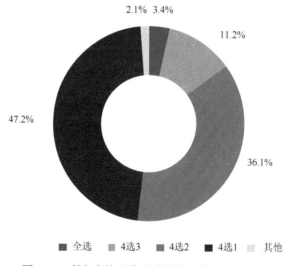

图 7-23　所在高校职称晋升制度存在的问题数量

　　从职称晋升制度存在的问题出现的频数来看，233 名医疗保障专业教师中，146 人（占 62.7%）认为该校的职称晋升制度存在"职称晋升名额太少"的问题，105 人（占 45.1%）认为该校的职称晋升制度存在"职称晋升要求条件太高"的问题，89 人（占 38.2%）认为该校的职称晋升制度存在"职称晋升规定不合理"的问题，48 人（占 20.6%）认为该校的职称晋升制度存在"职称晋升标准不明确"的问题，11 人（占 4.7%）认为该校的职称晋升制度存在其他问题，例如，"太偏重文章""重科研不重教学""科研型的考核标准界定不明确，教学型考核标准不科学（只看数量不看质量）""不区分专业（职称晋升标准没有体现专业特点）""受人为因素影响""存在人为控制现象"。所在高校教师职称晋升制度存在问题的频数见图 7-24。

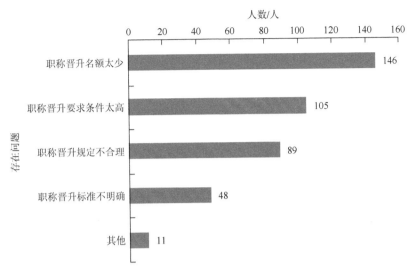

图 7-24　所在高校教师职称晋升制度存在问题的频数

7.5　新教师招聘制度

7.5.1　新教师招聘制度知晓情况

在 233 名医疗保障专业教师中，有 15 人（占 6.4%）"非常了解"所在高校的新教师招聘制度，106 人（占 45.5%）"比较了解"所在高校的新教师招聘制度，80 人（占 34.3%）"一般"了解所在高校的新教师招聘制度，28 人（占 12.0%）"不太了解"所在高校的新教师招聘制度，还有 4 人（占 1.7%）"完全不了解"所在高校的新教师招聘制度，见图 7-25。

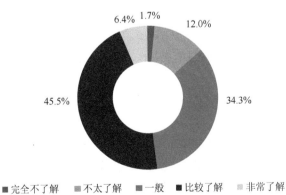

图 7-25　专业教师对所在高校新教师招聘制度的了解情况

合计不为 100% 是四舍五入修约所致

7.5.2 新教师招聘偏好情况

关于所在高校对医疗保障专业新教师的招聘偏好，在 233 名医疗保障专业教师中，有 205 人（占 88.0%）认为该校医疗保障专业在招聘新教师时"偏好博士学位"，158 人（占 67.8%）认为该校医疗保障专业在招聘新教师时"偏好科研成果丰硕者"，98 人（占 42.1%）认为该校医疗保障专业在招聘新教师时"偏好名牌大学毕业生"，70 人（占 30.0%）认为该校医疗保障专业在招聘新教师时"偏好男性教师"，50 人（占 21.5%）认为该校医疗保障专业在招聘新教师时"偏好经济管理学科"，20 人（8.6%）认为该校医疗保障专业在招聘新教师时"偏好应届生"，19 人（占 8.2%）认为该校医疗保障专业在招聘新教师时"偏好有工作经验者"，3 人（占 1.3%）认为该校医疗保障专业在招聘新教师时"偏好高颜值"，见图 7-26。

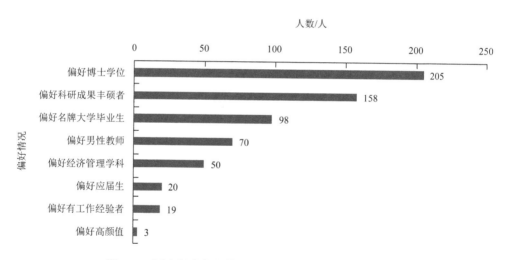

图 7-26　医疗保障专业教师所在高校新教师招聘偏好情况

7.5.3 新教师招聘制度的评价

在 233 名医疗保障专业教师中，有 5 人（占 2.1%）认为所在高校的新教师招聘制度"非常合理"，97 人（占 41.6%）认为所在高校的新教师招聘制度"比较合理"，109 人（占 46.8%）认为所在高校的新教师招聘制度"一般"，21 人（占 9.0%）认为所在高校的新教师招聘制度"不太合理"，1 人（占 0.4%）认为所在高校的新教师招聘制度"非常不合理"，见图 7-27。

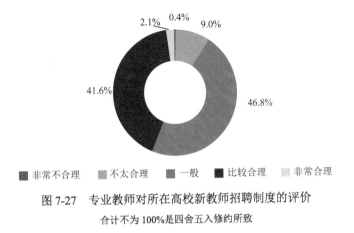

图 7-27　专业教师对所在高校新教师招聘制度的评价

合计不为100%是四舍五入修约所致

7.6　专业教师培训与考核

7.6.1　专业教师培训参与情况

2016～2020 年参加校内培训的调查结果显示,在 233 名医疗保障专业教师中,144 人(占 61.8%)参加过"师德师风教育培训",138 人(占 59.2%)参加过"课程建设相关培训",127 人(占 54.5%)参加过"教育方法技能类培训",111 人(占 47.6%)参加过"新教师岗前培训",104 人(占 44.6%)参加过"教育教学资源运用相关培训",73 人(占 31.3%)参加过"教材建设相关培训",65 人(占 27.9%)参加过"骨干教师相关培训",22 人(占 9.4%)参加过"英语、计算机运用等职业技能培训",11 人(占 4.7%)参加过"其他校内培训活动",如科研项目申报培训,见图 7-28。

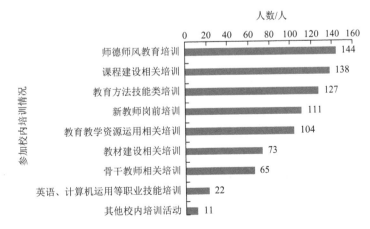

图 7-28　2016～2020 年医疗保障专业教师参加校内培训情况

2016～2020年参加的省级及以上与专业相关的校外培训调查结果显示，在233名医疗保障专业教师中，95人（占40.8%）参加过省级及以上且与专业相关的"教师发展相关培训"，87人（占37.3%）参加过省级及以上且与专业相关的"课程建设相关培训"，67人（占28.8%）参加过省级及以上且与专业相关的"教育方法技能类相关培训"，63人（占27.0%）参加过省级及以上且与专业相关的"教材建设相关培训"，44人（占18.9%）参加过省级及以上且与专业相关的"师德师风教育培训"，12人（占5.2%）参加过省级及以上且与专业相关的"英语、计算机运用等职业技能培训"，59人（占25.3%）参加过"其他省级及以上且与专业相关的校外培训"，如科研相关培训、保险公司实践业务培训等，见图7-29。

同时，值得关注的还有影响专业教师参与培训积极性的因素。例如，某医药学院医疗保障专业负责人认为"很多教师参加培训是为了获得学分，学院也是出于年终绩效考核的需要，而分派培训名额到教研室，要求必须完成，教师缺乏主动性和积极性"；某医学院专业负责人认为"培训大多靠教师科研经费支持自行开展，进修或访学会影响部分绩效，限制了教师的积极性等"。

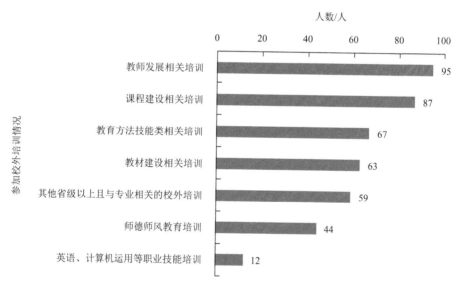

图7-29　2016～2020年医疗保障专业教师参加省级及以上与专业相关校外培训情况

7.6.2　专业教师考核的主要内容

结合知情人访谈和上述文本分析结果，笔者将高校医疗保障专业教师问卷调查中涉及专业教师考核的部分分为6个方面：①课堂教学工作；②科学研究项目；

③师德师风表现；④社会服务参与度；⑤学生培养层次和数量；⑥专业建设参与情况。调查结果显示，在 233 名医疗保障专业教师中，有 42 人（占 18.0%）所在高校专业教师考核的主要内容同时包括"课堂教学工作""科学研究项目""师德师风表现""社会服务参与度""学生培养层次和数量""专业建设参与情况"这 6 个方面，31 人（占 13.3%）所在高校同时包括其中 5 个方面，49 人（占 21.0%）所在高校同时包括其中 4 个方面，54 人（占 23.2%）所在高校同时包括其中 3 个方面，49 人（占 21.0%）所在高校同时包括其中 2 个方面，6 人（占 2.6%）所在高校仅包括其中 1 个方面，2 人（占 0.9%）对所在高校专业教师考核的主要内容"不了解"，见图 7-30。

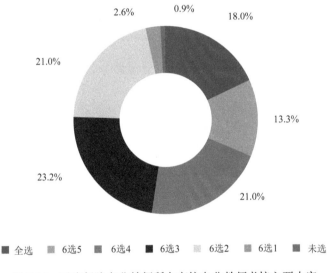

图 7-30　医疗保障专业教师所在高校专业教师考核主要内容

从考核内容出现的频数来看，从高到低依次是"科学研究项目""课堂教学工作""师德师风表现""专业建设参与情况""学生培养层次和数量""社会服务参与度"。在 233 名医疗保障专业教师中，229 人（98.3%）所在高校的专业教师考核包括"科学研究项目"，220 人（94.4%）所在高校的专业教师考核包括"课堂教学工作"，146 人（62.7%）所在高校的专业教师考核包括"师德师风表现"，105 人（45.1%）所在高校的专业教师考核包括"专业建设参与情况"，85 人（36.5%）所在高校的专业教师考核包括"学生培养层次和数量"，84 人（36.1%）所在高校的专业教师考核包括"社会服务参与度"，8 人（3.4%）所在高校的专业教师考核还包括"学院团队活动参与度""大学生科研创新指导""教学竞赛"等其他内容，见图 7-31。

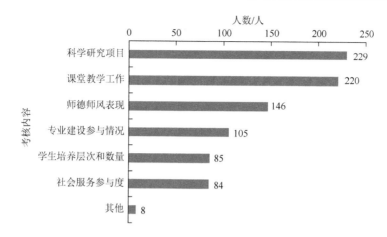

图 7-31　高校医疗保障专业教师考核内容出现的频数情况

7.6.3　专业教师对考核制度的评价

关于对所在高校的专业教师考核制度的评价,在 29 所高校的医疗保障专业的负责人中有 28 人回答了"所在高校教师考核制度是否对教师具有激励作用?"这一问题。在回答该问题的 28 人中,有 18 人(占 64.3%)认为所在高校的考核制度对教师"有一定的激励作用",8 人(占 28.6%)认为所在高校的考核制度对教师的"激励作用不足",还有 2 人(占 7.1%)认为所在高校的考核制度对教师"几乎没有激励作用",见图 7-32。

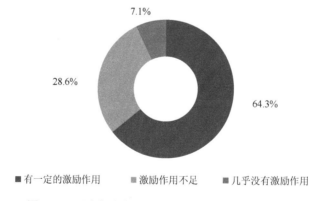

图 7-32　医疗保障专业负责人对考核制度效果的看法

其中,部分高校医疗保障专业负责人认为所在高校"相关考核指标要求具有一定的导向性,发挥了一定的激励机制功能,但未能充分体现本专业教师的专业特性"。还有部分专业负责人结合所在高校的教师年度考核具体内容，阐述了导致考核制度激励不足的原因。例如，某中医药大学医疗保障专业负责人认为"课程只能在学院内相关专业进行授课，课时量往往达不到学校的课时量要求，存在负向激励，反而导致科研工作精力不足，部分教师多年不做科研，教学工作量需要以 1 : 2 折扣后来抵扣科研分……"；又如，某医学院专业负责人认为"近年来考核难度有所加大，教师压力较大"等。

问卷调查结果显示，在 233 名医疗保障专业教师中，5 人（占 2.1%）认为所在高校的专业教师考核制度"非常合理"，95 人（占 40.8%）认为所在高校的专业教师考核制度"比较合理"，92 人（占 39.5%）认为所在高校的专业教师考核制度"一般"，35 人（占 15.0%）认为所在高校的专业教师考核制度"不太合理"，6 人（占 2.6%）认为所在高校的专业教师考核制度"非常不合理"，见图 7-33。

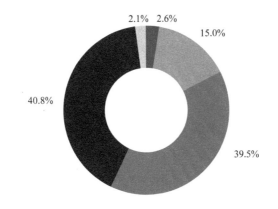

图 7-33　医疗保障专业教师对所在高校教师考核制度的评价

结合知情人访谈结果，本书将高校专业教师考核制度可能存在的问题分为 4 个方面：①教学、科研或师德师风等考核标准难以达到；②考核流于形式，难以形成竞争氛围；③奖惩机制不到位，激励约束作用不明显；④考核结果没有与教师晋升发展相挂钩。问卷调查结果显示，在 233 名医疗保障专业教师中，有 10 人（占 4.3%）认为所在高校专业教师考核制度同时存在"教学、科研或师德师风等考核标准难以达到""考核流于形式，难以形成竞争氛围""奖惩机制不到位，激励约束作用不明显""考核结果没有与教师晋升发展相挂钩"这 4 个问题，20 人（占 8.6%）认为所在高校同时存在其中 3 个问题，65 人（占 27.9%）认为所在高校同时存在其中 2 个问题，138 人（59.2%）认为所在高校仅存在其中 1 个问题，见图 7-34。

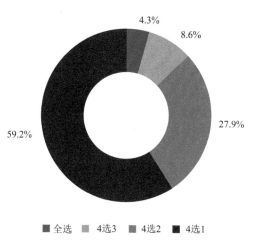

■ 全选　■ 4选3　■ 4选2　■ 4选1

图 7-34　医疗保障专业教师对所在高校专业教师考核制度存在问题数量的看法

从专业教师考核制度存在的问题出现的频数来看，在 233 名医疗保障专业教师中，133 人（57.1%）认为所在高校的专业教师考核制度存在"奖惩机制不到位，激励约束作用不明显"的问题，81 人（34.8%）认为所在高校的专业教师考核制度存在"考核流于形式，难以形成竞争氛围"的问题，77 人（33.0%）认为所在高校的专业教师考核制度存在"教学、科研或师德师风等考核标准难以达到"的问题，77 人（33.0%）认为所在高校的专业教师考核制度存在"考核结果没有与教师晋升发展相挂钩"的问题，见图 7-35。

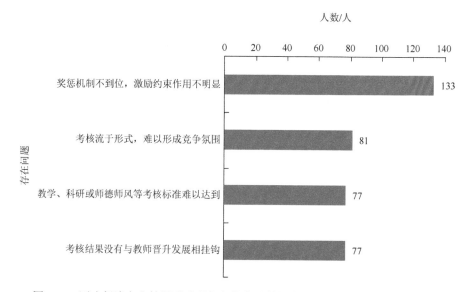

图 7-35　医疗保障专业教师反映所在高校专业教师考核制度存在问题的频数情况

7.7　师德师风基本情况

7.7.1　师德师风相关文件知晓情况

调查结果显示,在 233 名医疗保障专业教师中,19 人(占 8.2%)"非常了解"教育部相关师德师风文件,132 人(占 56.7%)"比较了解",72 人(占 30.9%)了解程度为"一般",8 人(占 3.4%)"不太了解",2 人(占 0.9%)"完全不了解",见图 7-36。

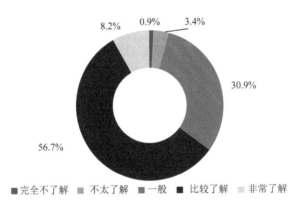

图 7-36　医疗保障专业教师对教育部相关师德师风文件的了解程度

合计不为 100%是四舍五入修约所致

调查结果显示,在 233 名医疗保障专业教师中,214 人(占 91.8%)所在高校制定了师德师风相关文件,1 人(占 0.4%)所在的高校暂未制定师德师风相关文件,还有 18 人(7.7%)不清楚所在的高校是否制定了师德师风相关文件,见图 7-37。

7.7.2　对师德师风建设效果评价

调查结果显示,在 233 名医疗保障专业教师中,19 人(占 8.2%)认为所在高校的师德师风建设"非常有效",129 人(占 55.4%)认为所在高校的师德师风建设"比较有效",80 人(占 34.3%)认为所在高校的师德师风建设效果"一般",4 人(占 1.7%)认为所在高校的师德师风建设"基本无效",1 人(占 0.4%)认为所在高校的师德师风建设"完全无效",见图 7-38。

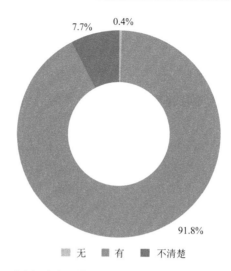

图 7-37　医疗保障专业教师所在高校是否有相关师德师风文件

合计不为 100% 是四舍五入修约所致

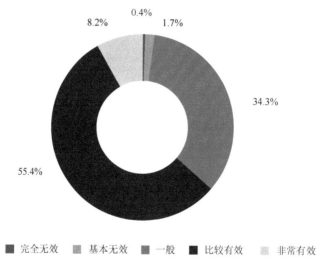

图 7-38　医疗保障专业教师对所在高校师德师风建设效果的评价

结合专家咨询和专题小组讨论研究，笔者将师德师风制度建设层面可能存在的问题分为 5 个方面：①制度文件存在空白或不规范问题；②制度文件形同虚设、执行不到位；③师德师风建设意识淡薄；④师德师风建设态度敷衍；⑤教育功利化倾向比较严重。从存在问题的频数来看，233 名医疗保障专业教师中，有 6 人（占 2.6%）认为所在高校的师德师风建设同时有"制度文件存在空白或不规范问题""制度文件形同虚设、执行不到位""师德师风建设意识淡薄""师德师风建设态度敷衍""教育功利化倾向比较严重"这 5 个问题，5 人（占 2.1%）认为所在高校同时存在其中 4 个问题，14 人（占 6.0%）认为所在高校同时存在其中 3 个问题，49 人（21.0%）认为所在高校同时存在其中 2 个问题，75 人（32.2%）认为所在高校仅存在其中 1 个问题，84 人（占 36.1%）认为所在高校的师德师风建设不存在以上 5 个问题，见图 7-39。

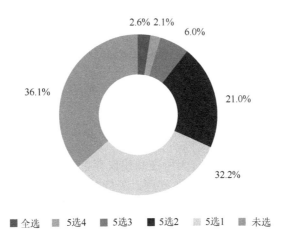

图 7-39　医疗保障专业教师所在高校师德师风建设存在的问题数量

　　从师德师风建设存在的这些问题出现的频数来看，在 233 名医疗保障专业教师中，96 人（占 41.2%）认为所在高校的师德师风建设存在"教育功利化倾向比较严重"的问题，65 人（占 27.9%）认为所在高校的师德师风建设"制度文件形同虚设、执行不到位"的问题，36 人（占 15.5%）认为所在高校的师德师风建设"制度文件存在空白或不规范问题"，35 人（占 15.0%）认为所在高校的师德风建设存在"师德师风建设态度敷衍"的问题，33 人（占 14.2%）认为所在高校的师德师风建设存在"师德师风建设意识淡薄"的问题，85 人（占 36.5%）认为所在高校的师德师风建设不存在上述问题，见图 7-40。

　　同时，笔者将师德师风高校教师群体层面可能存在的问题分为 4 个方面：①教师思想政治素质普遍不高，②教师为人师表意识比较淡薄，③教师对待学生态度普遍比较敷衍，④存在教师欺凌学生等不良现象。从存在问题的数量来看，在 233 名医疗保障专业教师中，131 人（占 56.2%）认为所在高校的师德师风不存在上述问题，有 1 人（占 0.4%）认为所在高校的师德师风同时存在"教师思想政治素质普遍不高""教师为人师表意识比较淡薄""教师对待学生态度普遍比较敷衍""存在教师欺凌学生等不良现象"这 4 个问题，5 人（占 2.1%）认为所在高校同时存在其中 3 个问题，17 人（占 7.3%）认为所在高校同时存在

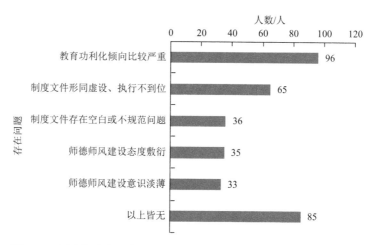

图 7-40 医疗保障专业教师所在高校师德师风建设中存在问题的频数

其中 2 个问题，70 人（30.1%）认为所在高校仅存在其中 1 个问题，9 人（占 3.9%）认为所在高校的师德师风存在上述问题以外的其他问题。

从师德师风存在的问题出现的频数来看，在 233 名医疗保障专业教师中，131 人（占 56.2%）认为所在高校的师德师风不存在问题，49 人（占 21.0%）认为所在高校的师德师风存在"教师对待学生态度普遍比较敷衍"的问题，44 人（占 18.9%）认为所在高校的师德师风存在"教师为人师表意识比较淡薄"的问题，28 人（占 12.0%）认为所在高校的师德师风存在"教师思想政治素质普遍不高"的问题，2 人（占 0.9%）反映所在高校的师德师风中仍"存在教师欺凌学生等不良现象"，12 人（占 5.2%）认为所在高校"个别教师存在功利心较强"等其他问题，见图 7-41。

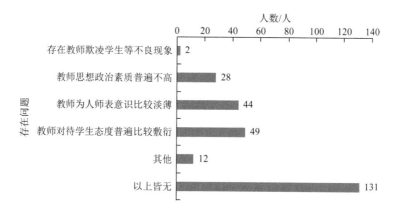

图 7-41 医疗保障专业教师所在高校教师的师德师风存在问题的频数

第8章 医疗保障专业师资队伍建设影响因素

8.1 统计方法与赋值表

为进一步分析影响医疗保障本科专业师资队伍建设的因素，笔者对影响医疗保障专业教师的收入满意度的影响因素，新教师招聘、岗位聘任、职称晋升、教师培训、绩效考核等制度的合理性评价的影响因素，以及师德师风建设效果评价的影响因素进行了深入分析。

在建模方法选择时，由于因变量为多分类有序变量，笔者优先选择的是多元logistic 回归分析方法。当多元 logistic 回归分析结果未通过平行线检验或通过平行线检验单模型无意义时，笔者采用将多分类有序变量重新编码为二分类变量的方式进行二元 logistic 回归分析。赋值表分别如下，见表 8-1 和表 8-2。

表 8-1 多元 logistic 回归变量赋值表

变量		赋值
Y_1 您认为贵校的新教师招聘制度合理吗		1 = 非常不合理，2 = 不太合理，3 = 一般，4 = 比较合理，5 = 非常合理
X_1 性别		1 = 男，2 = 女
X_2 年龄		1 = 51 岁及以上，2 = 41～50 岁，3 = 31～40 岁，4 = 30 岁及以下
X_3 最高学历		1 = 博士，2 = 硕士，3 = 本科及以下
X_4 职称		1 = 正高级，2 = 副高级，3 = 中级，4 = 初级
X_5 婚姻状态	是否单身	1 = 是，2 = 否
	是否已婚	1 = 是，2 = 否
	是否离异	1 = 是，2 = 否
X_6 从事医疗保障专业教育的工作年限		1 = 20 年以上，2 = 11～20 年，3 = 6～10 年，4 = 5 年及以下
X_7 是否有出国留学或访学研修经历		1 = 是，2 = 否
X_8 是否为医疗保障专业负责人		1 = 是，2 = 否
X_9 岗位类型	是否教师岗	1 = 是，2 = 否
	是否行政岗	1 = 是，2 = 否
	是否双肩挑	1 = 是，2 = 否
X_{10} 2020 年税前年总收入		1 = 大于 96 万元，2 = 66.1 万～96 万元，3 = 42.1 万～66 万元，4 = 30.1 万～42 万元，5 = 14.1 万～30 万元，6 = 3.6 万～14 万元，7 = 小于 3.6 万元

续表

变量		赋值
X_{11} 研究生导师情况	是否为硕士研究生导师	1 = 是，2 = 否
	是否为博士研究生导师	1 = 是，2 = 否
X_{12} 是否获得过校级及以上高层次人才称号		0 = 否（未获得过），1 = 是（校级、省级、国家级）
X_{13} 年均科研经费		1 = ≥20.1 万元，2 = 10.1 万~20 万元，3 = 1.1 万~10 万元，4 = ≤1 万元

表 8-2　二元 logistic 回归变量赋值表

变量	赋值
Y_9 您对您的收入水平感到满意吗	0 = 不满意（非常不满意、不太满意、一般），1 =（比较满意、非常满意）
Y_2 您认为贵校的在职教师岗位聘任制度合理吗	0 = 不合理（非常不合理、不太合理、一般），1 = 合理（比较合理、非常合理）
Y_3 您认为贵校的职称晋升制度合理吗	0 = 不合理（非常不合理、不太合理、一般），1 = 合理（比较合理、非常合理）
Y_4 您认为贵校的专业教师考核制度合理吗	0 = 不合理（非常不合理、不太合理、一般），1 = 合理（比较合理、非常合理）
Y_5 您认为贵校的师德师风建设效果如何	0 = 无效（完全无效、基本无效、一般），1 = 有效（比较有效、非常有效）
X_1 性别	0 = 男，1 = 女
X_2 年龄	0 = 30 岁及以下，1 = 31~40 岁，2 = 41~50 岁，3 = 51 岁及以上
X_3 最高学历	0 = 本科及以下，1 = 硕士，2 = 博士
X_4 职称	0 = 初级，1 = 中级，2 = 副高级，3 = 正高级
X_5 婚姻状态	0 = 未婚，1 = 已婚（离异、丧偶）
X_6 从事医疗保障专业教育的工作年限	0 = 5 年及以下，1 = 6~10 年，2 = 11~20 年，3 = 20 年以上
X_7 是否有出国留学或访学研修经历	0 = 否，1 = 是
X_8 是否为医疗保障专业负责人	0 = 否，1 = 是
X_9 岗位类型	0 = 其他岗位（行政岗、双肩挑），1 = 教师岗
X_{10} 2020 年税前年总收入	0 = 小于 3.6 万元，1 = 3.6 万~14 万元，2 = 14.1 万~30 万元，3 = 30.1 万~42 万元，4 = 42.1 万~66 万元，5 = 66.1 万~96 万元，6 = 大于 96 万元
X_{11} 是否为研究生导师	0 = 否，1 = 是（硕士研究生导师、博士研究生导师）
X_{12} 是否获得过校级及以上的高层次人才称号	0 = 否（未获得过），1 = 是（校级、省级、国家级）
X_{13} 年均科研经费	0 = ≤1 万元，1 = >1 万元（1.1 万~10 万元、10.1 万~20 万元、≥20.1 万元）

8.2　收入满意度影响因素

调查结果显示，在 233 名医疗保障专业教师中，男性教师中有 34.2%对收入满意度是"不太满意"或"非常不满意"，女性教师中这一比例仅为 19.6%。不同年龄段的医疗保障专业教师对收入满意度的情况有所不同，其中 51 岁及以上教师中对收入满意度是"不太满意"或"非常不满意"的占比最高（30.0%），其次是31~40 岁的教师（25.9%）。同时，最高学历越低的教师对收入满意度为"不太满意"或"非常不满意"的占比越高，最高学历为本科及以下教师中对收入满意度是"不太满意"或"非常不满意"的占比最高（42.9%），副高级职称教师中对收入满意度是"不太满意"或"非常不满意"的占比最高（30.6%），离异的教师中对收入满意度是"不太满意"或"非常不满意"的占比最高（37.5%）。另外，年均科研经费超过 20 万元的教师对收入满意度是"不太满意"或"非常不满意"占比最高（55.5%），见表 8-3。

表 8-3　医疗保障专业教师对收入满意度的基本情况

人口社会学特征		非常不满意		不太满意		一般		比较满意		非常满意	
		人数/人	占比	人数/人	占比	人数/人	占比	人数/人	占比	人数/人	占比
性别	男	6	7.1%	23	27.1%	35	41.2%	19	22.4%	2	2.4%
	女	2	1.4%	27	18.2%	70	47.3%	46	33.1%	3	2.0%
年龄	30 岁及以下	1	4.8%	3	14.3%	8	38.1%	8	38.1%	1	4.8%
	31~40 岁	3	2.7%	26	23.2%	56	50.0%	25	22.3%	2	1.8%
	41~50 岁	3	3.8%	16	20.0%	35	43.8%	25	31.3%	1	1.3%
	51 岁及以上	1	5.0%	5	25.0%	6	30.0%	7	35.0%	1	5.0%
最高学历	本科及以下	0	0	3	42.9%	4	57.1%	0	0	0	0
	硕士	4	3.3%	27	22.3%	57	47.1%	31	25.6%	2	1.7%
	博士	4	3.8%	20	19.0%	44	41.9%	34	32.4%	3	2.9%
最高学历毕业学校	国外高校	0	0	4	25.0%	6	37.5%	5	31.3%	1	6.3%
	原"985"高校	2	2.5%	18	22.2%	36	44.4%	24	29.6%	1	1.2%
	原"211"高校	3	4.3%	15	21.7%	33	47.8%	15	21.7%	3	4.3%

续表

人口社会学特征		非常不满意		不太满意		一般		比较满意		非常满意	
		人数/人	占比	人数/人	占比	人数/人	占比	人数/人	占比	人数/人	占比
最高学历毕业学校	"双一流"高校	2	3.5%	8	14.0%	34	59.6%	12	21.1%	1	1.8%
	综合性大学	0	0	13	22.0%	30	50.8%	15	25.4%	1	1.7%
	单科性院校	2	3.7%	11	20.4%	23	42.6%	18	33.3%	0	0
职称	初级	1	4.8%	5	23.8%	9	42.9%	4	19.0%	2	9.5%
	中级	5	4.6%	19	17.4%	60	55.0%	24	22.0%	1	0.9%
	副高级	0	0	22	30.6%	28	38.9%	21	29.2%	1	1.4%
	正高级	2	6.5%	4	12.9%	8	25.8%	16	51.6%	1	3.2%
婚姻状态	单身	1	3.4%	5	17.2%	15	51.7%	7	24.1%	1	3.4%
	已婚	7	3.6%	42	21.4%	87	44.4%	56	28.6%	4	2.0%
	离异	0	0	3	37.5%	3	37.5%	2	25.0%	0	0
工作年限	5年及以下	3	3.8%	17	21.3%	34	42.5%	23	28.8%	3	3.8%
	6~10年	2	4.3%	7	15.2%	30	65.2%	7	15.2%	0	0
	11~20年	2	2.4%	22	26.8%	35	42.7%	21	25.6%	2	2.4%
	20年以上	1	4.0%	4	16.0%	6	24.0%	14	56.0%	0	0
是否有出国留学或访学研修经历	是	0	0	20	26.3%	29	38.2%	24	31.6%	3	3.9%
	否	8	5.1%	30	19.1%	76	48.4%	41	26.1%	2	1.3%
是否为医疗保障专业负责人	是	2	5.9%	7	20.6%	11	32.4%	13	38.2%	1	2.9%
	否	6	3.0%	43	21.6%	94	47.2%	52	26.1%	4	2.0%
岗位类型	教师岗	7	3.4%	43	21.2%	96	47.3%	53	26.1%	4	2.0%
	行政岗	0	0	2	40.0%	2	40.0%	1	20.0%	0	0
	双肩挑	1	5.3%	3	15.8%	7	36.8%	7	36.8%	1	5.3%
	其他	0	0	2	33.3%	0	0	4	66.7%	0	0
是否为研究生导师	硕士研究生导师	3	5.3%	12	21.1%	18	31.6%	22	38.6%	2	3.5%
	博士研究生导师	0	0	2	20.0%	4	40.0%	4	40.0%	0	0

续表

人口社会学特征		非常不满意		不太满意		一般		比较满意		非常满意	
		人数/人	占比	人数/人	占比	人数/人	占比	人数/人	占比	人数/人	占比
是否为研究生导师	都不是	6	3.6%	36	21.7%	83	50.0%	38	22.9%	3	1.8%
是否获得高层次人才称号	是	2	3.4%	10	17.2%	23	39.7%	21	36.2%	2	3.4%
	否	6	3.4%	40	22.9%	82	46.9%	44	25.1%	3	1.7%
2020 年	3.6 万～14 万元	7	4.8%	32	22.1%	77	53.1%	28	19.3%	1	0.7%
	14.1 万～30 万元	1	1.3%	16	21.3%	25	33.3%	29	38.7%	4	5.3%
	30.1 万～42 万元	0	0	1	12.5%	2	25.0%	5	62.5%	0	0
	42.1 万～66 万元	0	0	1	25.0%	1	25.0%	2	50.0%	0	0
	66.1 万～96 万元	0	0	0	0	0	0	1	100%	0	0
对税前年总收入的期望值	3.6 万元以上	0	0	0	0	0	0	1	100%	0	0
	14 万元以上	4	3.1%	23	17.6%	70	53.4%	30	22.9%	4	3.1%
	30 万元以上	4	5.1%	23	29.1%	26	32.9%	25	31.6%	1	1.3%
	42 万元以上	0	0	0	0	6	50.0%	6	50.0%	0	0
	66 万元以上	0	0	3	42.9%	3	42.9%	1	14.3%	0	0
	96 万元以上	0	0	1	33.3%	0	0	2	66.7%	0	0
年均科研经费	≤1 万元	5	4.3%	29	25.2%	56	48.7%	24	20.9%	1	0.9%
	1.1 万～10 万元	2	2.2%	16	17.6%	36	39.6%	33	36.3%	4	4.4%
	10.1 万～20 万元	1	7.7%	2	15.4%	5	38.5%	5	38.5%	0	0
	≥20.1 万元	2	22.2%	3	33.3%	3	33.3%	1	11.1%	0	0

注：合计不为100%是四舍五入修约所致

8.2.1 单因素分析

在分析不同人口社会学特征的医疗保障专业教师对收入满意度的差异时发现，不同职称（$\chi^2 = 28.816$，$p = 0.004$）、不同工作年限（$\chi^2 = 21.927$，$p = 0.038$）、不同税前年总收入（$\chi^2 = 26.897$，$p = 0.043$）组别间的医疗保障专业教师的收入满意度存在着显著性差异，见表 8-4。

表 8-4　收入满意度的单因素分析

人口社会学特征		人数/人	χ^2	p 值
性别	男	85	9.028	0.060
	女	148		
年龄	30 岁及以下	21	7.701	0.808
	31～40 岁	112		
	41～50 岁	80		
	51 岁及以上	20		
最高学历	本科及以下	7	6.149	0.631
	硕士	121		
	博士	105		
职称	初级	21	28.816	0.004**
	中级	109		
	副高级	72		
	正高级	31		
婚姻状态	单身	29	2.506	0.961
	已婚	196		
	离异	8		
	丧偶	0		
工作年限	5 年及以下	80	21.927	0.038*
	6～10 年	46		
	11～20 年	82		
	20 年以上	25		
是否有出国留学或访学研修经历	是	76	8.560	0.073
	否	157		
是否为医疗保障专业负责人	是	34	3.779	0.437
	否	199		

续表

人口社会学特征		人数/人	χ^2	p 值
岗位类型	教师岗	203	10.539	0.569
	行政岗	5		
	双肩挑	19		
	其他	6		
是否为研究生导师	是	67	8.683	0.070
	否	166		
是否为获得高层次人才称号	是	58	3.664	0.453
	否	175		
2020 年税前年总收入	小于 3.6 万元	0	26.897	0.043*
	3.6 万~14 万元	145		
	14.1 万~30 万元	75		
	30.1 万~42 万元	8		
	42.1 万~66 万元	4		
	66.1 万~96 万元	1		
	大于 96 万元	0		
年均科研经费	≤1 万元	115	8.115	0.087
	>1 万元	113		

*表示 $p<0.05$，**表示 $p<0.01$

8.2.2　多因素分析

为进一步了解医疗保障专业教师收入满意度的影响因素，笔者以调查对象对"您对您的收入水平感到满意吗？"这一问题的回答结果为因变量，以性别、年龄、最高学历、职称、婚姻状态等共计 13 个变量为自变量，进行多元有序 logistic 回归分析。结果发现，无法通过平行线检验（$p=0.050$），因此，笔者将有序五分类的因变量重新编码为二分类变量 Y_9，将"非常不满意""不太满意""一般"归为"不满意"（赋值为"0"），将"比较满意"和"非常满意"归为"满意"（赋值为"1"），并对变量 Y_9 进行二元 logistic 回归分析。

二元 logistic 回归模型拟合度良好。结果显示，性别对教师收入满意度具有显著性影响（$p=0.002$）。以男教师群体为参照类别时，女教师对目前收入满意度趋于更"满意"的可能性是男教师的 3.073 倍，即女教师对收入满意度的评价更高，见表 8-5。

表 8-5　收入满意度评价的多因素分析

变量名称	B	SE	Wald χ^2	df	Sig.	EXP（B）	95% CI	
							下限	上限
性别（男为参照）								
女	1.123	0.357	9.910	1	0.002**	3.073	1.528	6.182
年龄（周岁）（30岁及以下为参照）			2.361	3	0.501			
31～40 岁	−0.918	0.907	1.025	1	0.311	0.399	0.067	2.362
41～50 岁	−0.440	0.994	0.196	1	0.658	0.644	0.092	4.518
51 岁及以上	−0.926	1.204	0.591	1	0.442	0.396	0.037	4.198
最高学历（本科及以下为参照）			0.104	2	0.949			
硕士	0.300	0.935	0.103	1	0.748	1.350	0.216	8.432
博士	0.292	0.958	0.093	1	0.760	1.340	0.205	8.755
职称（初级为参照）			5.216	3	0.157			
中级	1.040	0.790	1.732	1	0.188	2.829	0.601	13.317
副高级	0.047	0.921	0.003	1	0.959	1.048	0.172	6.378
正高级	0.155	1.178	0.017	1	0.895	1.168	0.116	11.752
婚姻状态（未婚为参照）								
已婚	−0.205	0.615	0.111	1	0.739	0.815	0.244	2.717
从事医疗保障专业教育的工作年限（5年及以下为参照）			1.441	3	0.696			
6～10 年	0.377	0.513	0.540	1	0.462	1.458	0.534	3.984
11～20 年	−0.077	0.488	0.025	1	0.874	0.926	0.356	2.409
20 年以上	0.569	0.828	0.473	1	0.492	1.767	0.349	8.949
是否有出国留学或访学研修经历（"否"为参照）								
是	−0.368	0.383	0.925	1	0.336	0.692	0.327	1.466
是否为医疗保障专业负责人（"否"为参照）								
是	−0.319	0.553	0.333	1	0.564	0.727	0.246	2.149
岗位类型（其他岗位为参照）								
教师岗	0.681	0.550	1.531	1	0.216	1.975	0.672	5.806

续表

变量名称	B	SE	Wald χ^2	df	Sig.	EXP（B）	95% CI	
							下限	下限
2020 年税前年总收入（3.6 万～14 万元为参照）			1.211	2	0.546			
14.1 万～30 万元	0.304	0.415	0.536	1	0.464	1.355	0.601	3.059
30.1 万～42 万元	1.283	1.305	0.967	1	0.326	3.606	0.28	46.508
是否为研究生导师（"否"为参照）								
是	0.134	0.574	0.054	1	0.816	1.143	0.371	3.518
是否获得过校级及以上高层次人才称号（"否"为参照）								
是	0.232	0.451	0.264	1	0.607	1.261	0.521	3.053
年均科研经费（≤1 万元为参照）								
>1 万元	0.767	0.454	2.848	1	0.091	2.153	0.884	5.247

注：拟合度检验 $\chi^2 = 22.102$，自由度 = 21，考克斯-斯奈尔 $R^2 = 0.094$，内戈尔科 $R^2 = 0.103$

**表示 $p < 0.01$

8.3　新教师招聘制度合理性评价影响因素

调查结果显示，在 233 名医疗保障专业教师中，男性中有 17.7%认为新教师招聘制度"不太合理"或"非常不合理"，女性教师中这一比例仅为 4.7%。年龄越高的医疗保障专业教师对新教师招聘制度合理性的评价越低，和其他年龄段相比，51 岁及以上的教师中认为新教师招聘制度"不太合理"或"非常不合理"的占比最高（20.0%）。同时，最高学历越高对新教师招聘制度合理性评价越低，最高学历为博士的教师中认为新教师招聘制度"不太合理"或"非常不合理"的占比最高（12.4%）；职称为正高级的教师中认为新教师招聘制度"不太合理"或"非常不合理"的占比最高（19.4%）；婚姻状态为离异的教师中认为新教师招聘制度"不太合理"或"非常不合理"的占比最高（25.0%）。另外，博士研究生导师中认为新教师招聘制度"不太合理"或"非常不合理"的占比最高（27.3%），见表 8-6。

表 8-6　医疗保障专业教师对新教师招聘制度的合理性评价情况

人口社会学特征		非常不合理		不太合理		一般		比较合理		非常合理	
		人数/人	占比	人数/人	占比	人数/人	占比	人数/人	占比	人数/人	占比
性别	男	1	1.2%	14	16.5%	37	43.5%	32	37.6%	1	1.2%
	女	0	0	7	4.7%	72	48.6%	65	43.9%	4	2.7%
年龄	30 岁及以下	0	0	1	4.8%	8	38.1%	10	47.6%	2	9.5%
	31～40 岁	1	0.9%	8	7.1%	58	51.8%	43	38.4%	2	1.8%
	41～50 岁	0	0	8	10.0%	33	41.3%	38	47.5%	1	1.3%
	51 岁及以上	0	0	4	20.0%	10	50.0%	6	30.0%	0	0
最高学历	本科及以下	0	0	0	0	4	57.1%	3	42.9%	0	0
	硕士	0	0	9	7.4%	56	46.3%	52	43.0%	4	3.3%
	博士	1	1.0%	12	11.4%	49	46.7%	42	40.0%	1	1.0%
最高学历毕业学校	国外高校	1	6.3%	1	6.3%	6	37.5%	7	43.8%	1	6.3%
	原"985"高校	0	0	11	13.6%	35	43.2%	34	42.0%	1	1.2%
	原"211"高校	0	0	5	7.2%	31	44.9%	32	46.4%	1	1.4%
	"双一流"高校	0	0	5	8.8%	24	42.1%	27	47.4%	1	1.8%
	综合性大学	0	0	7	11.9%	23	39.0%	27	45.8%	2	3.4%
	单科性院校	0	0	4	7.4%	23	42.6%	27	50.0%	0	0
职称	初级	0	0	0	0	10	47.6%	8	38.1%	3	14.3%
	中级	1	0.9%	8	7.3%	52	47.7%	47	43.1%	1	0.9%
	副高级	0	0	7	9.7%	32	44.4%	32	44.4%	1	1.4%
	正高级	0	0	6	19.4%	15	48.4%	10	32.3%	0	0
婚姻状态	单身	1	3.4%	1	3.4%	12	41.4%	14	48.3%	1	3.4%
	已婚	0	0	18	9.2%	92	46.9%	82	41.8%	4	2.0%
	离异	0	0	2	25.0%	5	62.5%	1	12.5%	0	0
工作年限	5 年及以下	0	0	6	7.5%	35	43.8%	37	46.3%	2	2.5%
	6～10 年	1	2.2%	4	8.7%	19	41.3%	20	43.5%	2	4.3%
	11～20 年	0	0	8	9.8%	42	51.2%	31	37.8%	1	1.2%
	20 年以上	0	0	3	12.0%	13	52.0%	9	36.0%	0	0

续表

人口社会学特征		非常不合理		不太合理		一般		比较合理		非常合理	
		人数/人	占比	人数/人	占比	人数/人	占比	人数/人	占比	人数/人	占比
是否有出国留学或访学研修经历	是	1	1.3%	4	5.3%	42	55.3%	27	35.5%	2	2.6%
	否	0	0	17	10.8%	67	42.7%	70	44.6%	3	1.9%
是否为医疗保障专业负责人	是	0	0	8	23.5%	15	44.1%	11	32.4%	0	0
	否	1	0.5%	13	6.5%	94	47.2%	86	43.2%	5	2.5%
岗位类型	教师岗	1	0.5%	16	7.9%	99	48.8%	84	41.4%	3	1.5%
	行政岗	0	0	1	20.0%	1	20.0%	2	40.0%	1	20.0%
	双肩挑	0	0	3	15.8%	6	31.6%	9	47.4%	1	5.3%
	其他	0	0	1	16.7%	3	50.0%	2	33.3%	0	0
是否为研究生导师	硕士研究生导师	0	0	7	12.5%	21	37.5%	27	48.2%	1	1.8%
	博士研究生导师	0	0	3	27.3%	5	45.5%	3	27.3%	0	0
	都不是	1	0.6%	11	6.6%	83	50.0%	67	40.4%	4	2.4%
是否获得高层次人才称号	是	0	0	4	6.9%	23	39.7%	29	50.0%	2	3.4%
	否	0	0	17	9.8%	87	49.7%	68	39.1%	3	1.7%
2020年税前年总收入	3.6万~14万元	1	0.7%	10	6.9%	69	47.6%	62	42.8%	3	2.1%
	14.1万~30万元	0	0	8	10.7%	33	44.0%	32	42.7%	2	2.7%
	30.1万~42万元	0	0	2	25.0%	5	62.5%	1	12.5%	0	0
	42.1万~66万元	0	0	1	25.0%	2	50.0%	1	25.0%	0	0
	66.1万~96万元	0	0	0	0	0	0	1	100%	0	0
年均科研经费	≤1万元	0	0	7	6.1%	61	53.0%	43	37.4%	4	3.5%
	1.1万~10万元	1	1.1%	8	8.8%	39	42.9%	42	46.2%	1	1.1%
	10.1万~20万元	0	0	4	30.8%	4	30.8%	5	38.5%	0	0
	≥20.1万元	0	0	2	22.2%	4	44.4%	3	33.3%	0	0

注：合计不为100%是四舍五入修约所致

8.3.1 单因素分析

分析医疗保障专业教师对所在高校新教师招聘制度合理性评价时发现，性别（$\chi^2 = 11.398$，$p = 0.022$）、职称（$\chi^2 = 24.171$，$p = 0.019$）、是否为医疗保障专业负责人（$\chi^2 = 11.216$，$p = 0.024$）等不同组别间医疗保障专业教师的新教师招聘制度的合理性评价存在着显著性差异，见表 8-7。

表 8-7　新教师招聘制度合理性评价的单因素分析

人口社会学特征		人数/人	χ^2	p 值
性别	男	85	11.398	0.022*
	女	148		
年龄	30 岁及以下	21	14.105	0.294
	31～40 岁	112		
	41～50 岁	80		
	51 岁及以上	20		
最高学历	本科及以下	7	4.758	0.783
	硕士	121		
	博士	105		
职称	初级	21	24.171	0.019*
	中级	109		
	副高级	72		
	正高级	31		
婚姻状态	单身	29	13.262	0.103
	已婚	196		
	离异	8		
	丧偶	0		
工作年限	5 年及以下	80	8.391	0.754
	6～10 年	46		
	11～20 年	82		
	20 年以上	25		
是否有出国留学或访学研修经历	是	76	6.694	0.153
	否	157		

续表

人口社会学特征		人数/人	χ^2	p 值
是否为医疗保障专业负责人	是	34	11.216	0.024*
	否	199		
岗位类型	教师岗	203	13.448	0.337
	行政岗	5		
	双肩挑	19		
	其他	6		
是否为研究生导师	是	67	5.740	0.219
	否	166		
是否获得高层次人才称号	是	58	3.463	0.484
	否	175		
2020 年税前年总收入	小于 3.6 万元	0	9.248	0.903
	3.6 万～14 万元	145		
	14.1 万～30 万元	75		
	30.1 万～42 万元	8		
	42.1 万～66 万元	4		
	66.1 万～96 万元	1		
	大于 96 万元	0		
年均科研经费	≤1 万元	115	7.458	0.114
	>1 万元	113		

*表示 $p < 0.05$

8.3.2　多因素分析

为进一步了解医疗保障专业教师对新教师招聘合理性评价的影响因素，笔者以调查问卷中"您认为贵校的新教师招聘制度合理吗"的回答结果为因变量 Y_1，以性别、年龄、最高学历、职称、婚姻状态等共计 13 个变量为自变量，进行多元有序 logistic 回归分析。

研究结果显示，男教师对新教师招聘制度的评价趋于"不合理"的可能性是女教师的 0.515 倍；中级职称的教师对新教师招聘制度的评价趋于"不合理"的可能性是正高级职称的 4.450 倍；医疗保障专业负责人对新教师招聘制度的评价趋于"不合理"的可能性是普通教师的 0.323 倍；硕士研究生导师对新教师招聘制度趋于"不合理"的可能性是非硕士研究生导师的 2.664 倍；获得过校级及以上高层次人才称号的教师对新教师招聘制度的评价趋于"不合理"的可能性是未获得过高层次人才称号的 3.149 倍。由此可见，男性、正高级职称、医疗保障专业负责人、非硕士研究生导师、未获得过高层次人才称号的教师对新教师招聘制度合理性评价更高一些，见表 8-8。

表 8-8　新教师招聘制度合理性评价的多因素分析

变量名称	B	SE	Wald χ^2	df	Sig.	Exp（B）	95% CI 下限	95% CI 上限
性别（女为参照）								
男	−0.664	0.299	4.945	1	0.026*	0.515	−1.249	−0.079
年龄（周岁）（51 岁及以上为参照）								
30 岁及以下	0.273	0.941	0.084	1	0.772	1.314	−1.572	2.117
31～40 岁	−0.073	0.681	0.011	1	0.915	0.930	−1.407	1.261
41～50 岁	0.747	0.609	1.505	1	0.220	2.111	−0.447	1.941
最高学历（博士为参照）								
本科及以下	1.193	0.891	1.794	1	0.180	3.297	−0.553	2.940
硕士	0.409	0.332	1.515	1	0.218	1.505	−0.242	1.060
职称（正高级为参照）								
初级	1.815	0.985	3.392	1	0.066	6.141	−0.116	3.746
中级	1.493	0.736	4.116	1	0.042*	4.450	0.051	2.935
副高级	0.926	0.586	2.502	1	0.114	2.524	−0.222	2.075
婚姻状态								
是否单身（"否"为参照）	1.412	0.892	2.507	1	0.113	4.104	−0.336	3.159
是否已婚（"否"为参照）	1.467	0.780	3.538	1	0.060	4.336	−0.062	2.996
从事医疗保障专业教育的工作年限（20 年以上为参照）								
5 年及以下	0.212	0.667	0.101	1	0.751	1.236	−1.096	1.520
6～10 年	−0.006	0.645	0	1	0.993	0.994	−1.271	1.259
11～20 年	−0.425	0.57	0.556	1	0.456	0.654	−1.543	0.693
是否有出国留学或访学研修经历（"否"为参照）								
是	−0.107	0.315	0.115	1	0.734	0.899	−0.726	0.511

续表

变量名称	B	SE	Wald χ^2	df	Sig.	Exp（B）	95% CI 下限	95% CI 下限
是否为医疗保障专业负责人（"否"为参照）								
是	−1.131	0.476	5.650	1	0.017*	0.323	−2.064	−0.198
岗位类型								
是否为教师岗（"否"为参照）	0.955	0.887	1.160	1	0.282	2.599	−0.783	2.693
是否为行政岗（"否"为参照）	1.529	1.322	1.338	1	0.247	4.614	−1.062	4.121
是否为双肩挑（"否"为参照）	1.659	1.06	2.449	1	0.118	5.254	−0.419	3.738
2020 年税前年总收入（42.1 万～66 万元为参照）								
3.6 万～14 万元	1.037	1.24	0.698	1	0.403	2.821	−1.395	3.468
14.1 万～30 万元	1.085	1.232	0.775	1	0.379	2.959	−1.330	3.500
30.1 万～42 万元	0.407	1.465	0.077	1	0.781	1.502	−2.465	3.279
是否为研究生导师								
是否为硕士研究生导师（"否"为参照）	0.98	0.494	3.939	1	0.047*	2.664	0.012	1.947
是否为博士研究生导师（"否"为参照）	0.919	1.044	0.776	1	0.378	2.507	−1.126	2.965
是否获得过校级及以上高层次人才称号（"否"为参照）								
是	1.147	0.382	9.026	1	0.003**	3.149	0.399	1.896
年均科研经费（≥20.1 万元为参照）								
≤1 万元	0.209	0.858	0.059	1	0.808	1.232	−1.472	1.890
1.1 万～10 万元	0.591	0.800	0.547	1	0.459	1.806	−0.976	2.159
10.1 万～20 万元	−0.584	0.954	0.375	1	0.540	0.558	−2.453	1.285

注：拟合度检验 $\chi^2 = 46.138$，自由度 = 28，模型具有统计学意义，$p = 0.017$，考克斯-斯奈尔 $R^2 = 0.181$，内戈尔科 $R^2 = 0.206$

*表示 $p < 0.05$，**表示 $p < 0.01$

8.4 岗位聘任制度合理性评价影响因素

调查结果显示，在 233 名医疗保障专业教师中，男性中有 18.9% 认为岗位聘任制度"不太合理"或"非常不合理"，女性教师中这一比例仅为 8.8%。和其他年龄段相比，41～50 岁的教师中认为岗位聘任制度"不太合理"或"非常不合理"的占比最高（16.3%）。同时，职称为副高级的教师中认为岗位聘任制度"不太合理"或"非常不合理"的占比最高（16.7%），婚姻状态为离异的教师中认为岗位聘任制度"不太合理"或"非常不合理"的占比最高（25.0%）。相比没有担任医疗保障专业负责人的教师，担任医疗保障专业负责人的教师中认为岗位聘任制度"不太合理"或"非常不合理"的占比最高（23.5%）。另外，博士研究生导师中认为岗位聘任制度"不太合理"或"非常不合理"的占比最高（27.3%），见表 8-9。

表 8-9　医疗保障专业教师对岗位聘任制度的合理性评价情况

人口社会学特征		非常不合理		不太合理		一般		比较合理		非常合理	
		人数/人	占比	人数/人	占比	人数/人	占比	人数/人	占比	人数/人	占比
性别	男	2	2.4%	14	16.5%	39	45.9%	27	31.8%	3	3.5%
	女	1	0.7%	12	8.1%	74	50.0%	55	37.2%	6	4.1%
年龄	30 岁及以下	0	0	1	4.8%	9	42.9%	9	42.9%	2	9.5%
	31～40 岁	1	0.9%	12	10.7%	60	53.6%	34	30.4%	5	4.5%
	41～50 岁	1	1.3%	12	15.0%	32	40.0%	33	41.3%	2	2.5%
	51 岁及以上	1	5.0%	1	5.0%	12	60.0%	6	30.0%	0	0
最高学历	本科及以下	0	0	0	0	6	85.7%	1	14.3%	0	0
	硕士	1	0.8%	15	12.4%	54	44.6%	45	37.2%	6	5.0%
	博士	2	1.9%	11	10.5%	53	50.5%	36	34.3%	3	2.9%
最高学历毕业学校	国外高校	0	0	3	18.8%	5	31.3%	5	31.3%	3	18.8%
	原"985"高校	3	3.7%	14	17.3%	34	42.0%	28	34.6%	2	2.5%
	原"211"高校	1	1.4%	7	10.1%	34	49.3%	26	37.7%	1	1.4%
	"双一流"高校	1	1.8%	4	7.0%	31	54.4%	20	35.1%	1	1.8%
	综合性大学	1	1.7%	6	10.2%	25	42.4%	24	40.7%	3	5.1%
	单科性院校	0	0	4	7.4%	27	50.0%	22	40.7%	1	1.9%
职称	初级	0	0	1	4.8%	11	52.4%	6	28.6%	3	14.3%
	中级	2	1.8%	10	9.2%	55	50.5%	38	34.9%	4	3.7%

续表

人口社会学特征		非常不合理		不太合理		一般		比较合理		非常合理	
		人数/人	占比	人数/人	占比	人数/人	占比	人数/人	占比	人数/人	占比
职称	副高级	1	1.4%	11	15.3%	33	45.8%	25	34.7%	2	2.8%
	正高级	0	0	4	12.9%	14	45.2%	13	41.9%	0	0
婚姻状态	单身	0	0	3	10.3%	15	51.7%	8	27.6%	3	10.3%
	已婚	3	1.5%	21	10.7%	93	47.4%	73	37.2%	6	3.1%
	离异	0	0	2	25.0%	5	62.5%	1	12.5%	0	0
工作年限	5 年及以下	2	2.5%	4	5.0%	35	43.8%	33	41.3%	6	7.5%
	6～10 年	0	0	5	10.9%	24	52.2%	15	32.6%	2	4.3%
	11～20 年	1	1.2%	15	18.3%	39	47.6%	26	31.7%	1	1.2%
	20 年以上	0	0	2	8.0%	15	60.0%	8	32.0%	0	0
是否有出国留学或访学研修经历	是	2	2.6%	6	7.9%	41	53.9%	22	28.9%	5	6.6%
	否	1	0.6%	20	12.7%	72	45.9%	60	38.2%	4	2.5%
是否为医疗保障专业负责人	是	1	2.9%	7	20.6%	15	44.1%	11	32.4%	0	0
	否	2	1.0%	19	9.5%	98	49.2%	71	35.7%	9	4.5%
岗位类型	教师岗	3	1.5%	20	9.9%	103	50.7%	70	34.5%	7	3.4%
	行政岗	0	0	1	20.0%	1	20.0%	2	40.0%	1	20.0%
	双肩挑	0	0	4	21.1%	6	31.6%	8	42.1%	1	5.3%
	其他	0	0	1	16.7%	3	50.0%	2	33.3%	0	0
是否为研究生导师	硕士研究生导师	2	3.6%	6	10.7%	22	39.3%	25	44.6%	1	1.8%
	博士研究生导师	0	0	3	27.3%	5	45.5%	3	27.3%	0	0
	都不是	1	0.6%	17	10.2%	86	51.8%	54	32.5%	8	4.8%
是否获得高层次人才称号	是	0	0	9	15.5%	26	44.8%	20	34.5%	3	5.2%
	否	3	1.7%	17	9.7%	87	49.7%	62	35.4%	6	3.4%
2020 年税前年总收入	3.6 万～14 万元	2	1.4%	16	11.0%	70	48.3%	52	35.9%	5	3.4%
	14.1 万～30 万元	1	1.3%	8	10.7%	39	52.0%	23	30.7%	4	5.3%

续表

人口社会学特征		非常不合理		不太合理		一般		比较合理		非常合理	
		人数/人	占比	人数/人	占比	人数/人	占比	人数/人	占比	人数/人	占比
2020年税前年总收入	30.1 万~42 万元	0	0	1	12.5%	4	50.0%	3	37.5%	0	0
	42.1 万~66 万元	0	0	1	25.0%	0	0	3	75.0%	0	0
	66.1 万~96 万元	0	0	0	0	0	0	1	100%	0	0
年均科研经费	≤1 万元	1	0.9%	12	10.4%	63	54.8%	34	29.6%	5	4.3%
	1.1 万~10 万元	0	0	11	12.1%	38	41.8%	38	41.8%	4	4.4%
	10.1 万~20 万元	1	7.7%	2	15.4%	5	38.5%	5	38.5%	0	0
	≥20.1 万元	1	11.1%	1	11.1%	6	66.7%	1	11.1%	0	0

注：合计不为 100% 是四舍五入修约所致

8.4.1 单因素分析

分析不同人口社会学特征的医疗保障专业教师对岗位聘任制度合理性评价的差异时，发现不同人口社会学特征组别间医疗保障专业教师在所在高校岗位聘任制度合理性评价上没有显著性差异，见表 8-10。

表 8-10 　岗位聘任制度合理性评价的单因素分析

人口社会学特征		人数/人	χ^2	p 值
性别	男	85	5.237	0.264
	女	148		
年龄	30 岁及以下	21	12.631	0.396
	31~40 岁	112		
	41~50 岁	80		
	51 岁及以上	20		
最高学历	本科及以下	7	6.002	0.647
	硕士	121		
	博士	105		

续表

人口社会学特征		人数/人	χ^2	p 值
职称	初级	21	11.595	0.479
	中级	109		
	副高级	72		
	正高级	31		
婚姻状态	单身	29	8.093	0.424
	已婚	196		
	离异	8		
	丧偶	0		
工作年限	5 年及以下	80	16.207	0.182
	6～10 年	46		
	11～20 年	82		
	20 年以上	25		
是否有出国留学或访学研修经历	是	76	6.755	0.149
	否	157		
是否为医疗保障专业负责人	是	34	5.804	0.214
	否	199		
岗位类型	教师岗	203	9.221	0.684
	行政岗	5		
	双肩挑	19		
	其他	6		
是否为研究生导师	是	67	6.375	0.173
	否	166		
是否获得高层次人才称号	是	58	2.877	0.579
	否	175		
2020 年税前年总收入	小于 3.6 万元	0	8.076	0.947
	3.6 万～14 万元	145		
	14.1 万～30 万元	75		
	30.1 万～42 万元	8		
	42.1 万～66 万元	4		
	66.1 万～96 万元	1		
	大于 96 万元	0		
年均科研经费	≤1 万元	115	3.613	0.461
	>1 万元	113		

8.4.2　多因素分析

　　为进一步分析医疗保障专业教师对岗位聘任制度合理性评价的影响因素，笔者以调查问卷中"您认为贵校的在职教师岗位聘任制度合理吗"的回答结果为因变量，以性别、年龄、最高学历、职称、婚姻状态等共计 13 个变量为自变量，进行多元有序 logistic 回归分析（平行线检验，$p = 0.000$）。因此，笔者将有序五分类因变量重新编码为二分类变量 Y_2，即"您认为贵校的在职教师岗位聘任制度合理吗"，将"比较合理"和"非常合理"归为"合理"（赋值为"1"）；将"一般""非常不合理""不太合理"归为"不合理"（赋值为"0"），并进行二元 logistic 回归分析。

　　二元 logistic 回归分析模型拟合结果良好。结果显示，不同工作年限（$p = 0.024$）是医疗保障专业教师对岗位聘任制度的合理性评价的显著性影响因素。工作年限"6～10 年""11～20 年""20 年以上"的教师对岗位聘任制度合理性评价趋向"合理"的可能性分别是工作年限"5 年及以下"的教师的 0.417 倍、0.275 倍、0.169 倍。换言之，工作年限越长的教师对岗位聘任制度合理性评价越趋向于"不合理"，见表 8-11。

表 8-11　岗位聘任制度二元 logistic 回归分析结果

变量名称	B	SE	Wald χ^2	df	Sig.	Exp（B）	95% CI	
							下限	上限
性别（男为参照）								
女	0.404	0.329	1.512	1	0.219	1.498	0.787	2.852
年龄（周岁）（30 岁及以下为参照）			4.169	3	0.244			
31～40 岁	−0.282	0.712	0.157	1	0.692	0.754	0.187	3.044
41～50 岁	0.552	0.806	0.470	1	0.493	1.737	0.358	8.425
51 岁及以上	0.158	1.052	0.022	1	0.881	1.171	0.149	9.205
最高学历（本科及以下为参照）			4.070	2	0.131			
硕士	0.926	1.201	0.595	1	0.441	2.524	0.240	26.570
博士	0.211	1.215	0.030	1	0.862	1.234	0.114	13.365
职称（初级为参照）			0.227	3	0.973			
中级	0.285	0.690	0.170	1	0.680	1.330	0.344	5.144
副高级	0.195	0.838	0.054	1	0.816	1.215	0.235	6.276

续表

变量名称	B	SE	Wald χ^2	df	Sig.	Exp（B）	95% CI	
							下限	上限
正高级	0.301	1.051	0.082	1	0.775	1.351	0.172	10.607
婚姻状态（未婚为参照）								
已婚	0.399	0.519	0.593	1	0.441	1.491	0.539	4.121
从事医疗保障专业教育的工作年限（5 年及以下为参照）			9.403	3	0.024*			
6～10 年	−0.876	0.441	3.938	1	0.047*	0.417	0.175	0.989
11～20 年	−1.292	0.466	7.668	1	0.006**	0.275	0.110	0.686
20 年以上	−1.781	0.732	5.923	1	0.015*	0.169	0.040	0.707
是否有出国留学或访学研修经历（"否"为参照）								
是	−0.374	0.345	1.176	1	0.278	0.688	0.350	1.353
是否为医疗保障专业负责人（"否"为参照）								
是	−0.682	0.517	1.743	1	0.187	0.505	0.184	1.392
岗位类型（其他岗位为参照）								
教师岗	−0.143	0.492	0.085	1	0.771	0.866	0.330	2.274
2020 年税前年总收入（3.6 万～14 万为参照）			0.450	2	0.798			
14.1 万～30 万元	−0.201	0.364	0.304	1	0.581	0.818	0.401	1.669
30.1 万～42 万元	0.214	0.996	0.046	1	0.830	1.238	0.176	8.718
是否为研究生导师（"否"为参照）								
是	0.614	0.526	1.362	1	0.243	1.849	0.659	5.187
是否获得过校级及以上高层次人才称号（"否"为参照）								
是	0.156	0.394	0.157	1	0.692	1.169	0.540	2.529
年均科研经费（≤1 万元为参照）								
>1 万元	0.754	0.394	3.668	1	0.055	2.126	0.983	4.599
常量	−1.422	1.432	0.986	1	0.321	0.241		

注：拟合度检验 $\chi^2 = 23.824$，模型显著性水平 = 0.302，考克斯-斯奈尔 $R^2 = 0.101$，内戈尔科 $R^2 = 0.138$

*表示 $p < 0.05$，**表示 $p < 0.01$

8.5　职称晋升制度合理性评价影响因素

　　调查结果显示，在 233 名医疗保障专业教师中，男性中有 23.5%认为职称晋升制度"不太合理"或"非常不合理"，女性教师中这一比例仅为 21.6%。和其他年龄段相比，31～40 岁的教师中认为职称晋升制度"不太合理"或"非常不合理"的占比最高（25.0%）。同时，职称为副高级的教师中认为职称晋升制度"不太合理"或"非常不合理"的占比最高（25.0%），婚姻状态为离异的教师中认为职称晋升制度"不太合理"或"非常不合理"的占比最高（25.0%）。相比没有担任医疗保障专业负责人的教师，担任医疗保障专业负责人的教师中认为职称晋升制度"不太合理"或"非常不合理"的占比最高（32.3%）。另外，博士研究生导师中认为职称晋升制度"不太合理"或"非常不合理"的占比最高（36.4%），见表 8-12。

表 8-12　医疗保障专业教师对职称晋升制度的合理性评价情况

人口社会学特征		非常不合理		不太合理		一般		比较合理		非常合理	
		人数/人	占比	人数/人	占比	人数/人	占比	人数/人	占比	人数/人	占比
性别	男	5	5.9%	15	17.6%	37	43.5%	27	31.8%	1	1.2%
	女	7	4.7%	25	16.9%	67	45.3%	47	31.8%	2	1.4%
年龄	30 岁及以下	0	0	3	14.3%	10	47.6%	7	33.3%	1	4.8%
	31～40 岁	6	5.4%	22	19.6%	54	48.2%	28	25.0%	2	1.8%
	41～50 岁	5	6.3%	12	15.0%	30	37.5%	33	41.3%	0	0
	51 岁及以上	1	5.0%	3	15.0%	10	50.0%	6	30.0%	0	0
最高学历	本科及以下	0	0	1	14.3%	4	57.1%	2	28.6%	0	0
	硕士	9	7.4%	17	14.0%	51	42.1%	41	33.9%	3	2.5%
	博士	3	2.9%	22	21.0%	49	46.7%	31	29.5%	0	0
最高学历毕业学校	国外高校	0	0	2	12.5%	8	50.0%	5	31.3%	1	6.3%
	原"985"高校	3	3.7%	14	17.3%	39	48.1%	25	30.9%	0	0
	原"211"高校	2	2.9%	14	20.3%	25	36.2%	28	40.6%	0	0
	"双一流"高校	2	3.5%	13	22.8%	22	38.6%	20	35.1%	0	0
	综合性大学	5	8.5%	6	10.2%	28	47.5%	19	32.2%	1	1.7%
	单科性院校	5	9.3%	7	13.0%	24	44.4%	17	31.5%	1	1.9%

人口社会学特征		非常不合理		不太合理		一般		比较合理		非常合理	
		人数/人	占比	人数/人	占比	人数/人	占比	人数/人	占比	人数/人	占比
职称	初级	0	0	3	14.3%	11	52.4%	6	28.6%	1	4.8%
	中级	6	5.5%	19	17.4%	50	45.9%	32	29.4%	2	1.8%
	副高级	6	8.3%	12	16.7%	31	43.1%	23	31.9%	0	0
	正高级	0	0	6	19.4%	12	38.7%	13	41.9%	0	0
婚姻状态	单身	0	0	5	17.2%	17	58.6%	7	24.1%	0	0
	已婚	11	5.6%	34	17.3%	83	42.3%	65	33.2%	3	1.5%
	离异	1	12.5%	1	12.5%	4	50.0%	2	25.0%	0	0
工作年限	5 年及以下	4	5.0%	11	13.8%	34	42.5%	29	36.3%	2	2.5%
	6~10 年	2	4.3%	9	19.6%	22	47.8%	12	26.1%	1	2.2%
	11~20 年	3	3.7%	19	23.2%	35	42.7%	25	30.5%	0	0
	20 年以上	3	12.0%	1	4.0%	13	52.0%	8	32.0%	0	0
是否有出国留学或访学研修经历	是	4	5.3%	12	15.8%	36	47.4%	21	27.6%	3	3.9%
	否	8	5.1%	28	17.8%	68	43.3%	53	33.8%	0	0
是否为医疗保障专业负责人	是	3	8.8%	8	23.5%	14	41.2%	9	26.5%	0	0
	否	9	4.5%	32	16.1%	90	45.2%	65	32.7%	3	1.5%
岗位类型	教师岗	9	4.4%	35	17.2%	95	46.8%	62	30.5%	2	1.0%
	行政岗	1	20.0%	0	0	2	40.0%	2	40.0%	0	0
	双肩挑	0	0	4	21.1%	6	31.6%	8	42.1%	1	5.3%
	其他	2	33.3%	1	16.7%	1	16.7%	2	33.3%	0	0
是否为研究生导师	硕士研究生导师	4	7.1%	7	12.5%	23	41.1%	22	39.3%	0	0
	博士研究生导师	0	0	4	36.4%	4	36.4%	3	27.3%	0	0
	都不是	8	4.8%	29	17.5%	77	46.4%	49	29.5%	3	1.8%
是否获得高层次人才称号	是	4	6.9%	10	17.2%	26	44.8%	16	27.6%	2	3.4%
	否	8	4.6%	30	17.1%	78	44.6%	58	33.1%	1	0.6%
2020 年税前年总收入	3.6 万~14 万元	8	5.5%	26	17.9%	66	45.5%	43	29.7%	2	1.4%
	14.1 万~30 万元	4	5.3%	10	13.3%	34	45.3%	26	34.7%	1	1.3%
	30.1 万~42 万元	0	0	2	25.0%	3	37.5%	3	37.5%	0	0

人口社会学特征		非常不合理		不太合理		一般		比较合理		非常合理	
		人数/人	占比	人数/人	占比	人数/人	占比	人数/人	占比	人数/人	占比
2020 年税前年总收入	42.1 万～66 万元	0	0	1	25.0%	1	25.0%	2	50.0%	0	0
	66.1 万～96 万元	0	0	1	100%	0	0	0	0	0	0
年均科研经费	≤1 万元	9	7.8%	22	19.1%	53	46.1%	29	25.2%	2	1.7%
	1.1 万～10 万元	0	0	12	13.2%	41	45.1%	37	40.7%	1	1.1%
	10.1 万～20 万元	2	15.4%	3	23.1%	3	23.1%	5	38.5%	0	0
	≥20.1 万元	1	11.1%	1	11.1%	6	66.7%	1	11.1%	0	0

注：合计不为 100% 是四舍五入修约所致

8.5.1　单因素分析

在分析不同人口社会学特征的医疗保障专业教师对岗位聘任制度合理性评价的差异时，发现不同人口社会学特征的医疗保障专业教师在职称晋升制度的合理性评价上没有显著性差异，见表 8-13。

表 8-13　职称晋升制度合理性评价的单因素分析

人口社会学特征		人数/人	χ^2	p 值
性别	男	85	0.207	0.995
	女	148		
年龄	30 岁及以下	21	10.848	0.542
	31～40 岁	112		
	41～50 岁	80		
	51 岁及以上	20		
最高学历	本科及以下	7	7.904	0.443
	硕士	121		
	博士	105		
职称	初级	21	9.753	0.638
	中级	109		
	副高级	72		

人口社会学特征		人数/人	χ^2	p 值
职称	正高级	31	9.753	0.638
婚姻状态	单身	29	5.405	0.714
	已婚	196		
	离异	8		
	丧偶	0		
工作年限	5 年及以下	80	11.786	0.463
	6~10 年	46		
	11~20 年	82		
	20 年以上	25		
是否有出国留学或访学研修经历	是	76	7.119	0.130
	否	157		
是否为医疗保障专业负责人	是	34	2.951	0.566
	否	199		
岗位类型	教师岗	203	19.081	0.087
	行政岗	5		
	双肩挑	19		
	其他	6		
是否为研究生导师	是	67	2.674	0.614
	否	166		
是否获得高层次人才称号	是	58	3.682	0.451
	否	175		
2020 年税前年总收入	小于 3.6 万元	0	8.145	0.944
	3.6 万~14 万元	145		
	14.1 万~30 万元	75		
	30.1 万~42 万元	8		
	42.1 万~66 万元	4		
	66.1 万~96 万元	1		
	大于 96 万元	0		
年均科研经费	≤1 万元	115	7.073	0.132
	>1 万元	113		

8.5.2　多因素分析

进一步分析医疗保障专业教师对职称晋升制度合理性评价的影响因素，笔者以调查问卷中"您认为贵校的职称晋升制度合理吗"的回答结果为因变量，以性别、年龄、最高学历、职称、婚姻状态等共计 13 个变量为自变量，发现多元有序 logistic 回归分析的平行线检验：$p = 0.000$。因此，将有序五分类的因变量重新编码为二分类变量 Y_3，将"比较合理"和"非常合理"归为"合理"（赋值为"1"），将"一般""非常不合理""不太合理"归为"不合理"（赋值为"0"），并进行二元 logistic 回归分析。

二元 logistic 回归分析模型拟合良好。结果显示，最高学历（$p = 0.041$）、工作年限（$p = 0.038$）、年均科研经费（$p = 0.011$）是医疗保障专业教师对职称晋升制度的合理性评价的影响因素。其中，工作年限"6~10 年""11~20 年""20 年以上"的教师对职称晋升制度合理性评价趋向"合理"的可能性分别是工作年限"5 年及以下"的教师的 0.350 倍、0.339 倍、0.159 倍。换言之，工作年限越长的教师对职称晋升制度的评价越趋向于"不合理"。同时，年均科研经费">1 万元"的教师对职称晋升制度合理性评价趋向"合理"的可能性是"≤1 万元"的 2.873 倍，即年均科研经费越多的教师对该校职称晋升制度的评价越趋向于正面，见表 8-14。

表 8-14　职称晋升制度二元 logistic 回归分析结果

变量名称	B	SE	Wald χ^2	df	Sig.	Exp（B）	95% CI 下限	95% CI 上限
性别（男为参照）								
女	0.107	0.338	0.101	1	0.751	1.113	0.574	2.157
年龄（周岁）（30 岁及以下为参照）			4.668	3	0.198			
31~40 岁	−0.236	0.762	0.096	1	0.757	0.790	0.177	3.519
41~50 岁	0.672	0.856	0.617	1	0.432	1.959	0.366	10.479
51 岁及以上	0.161	1.089	0.022	1	0.882	1.175	0.139	9.936
最高学历（本科及以下为参照）			6.374	2	0.041[*]			
硕士	−0.286	0.982	0.085	1	0.771	0.751	0.110	5.151
博士	−1.240	1.014	1.495	1	0.221	0.289	0.040	2.111
职称（初级为参照）			1.356	3	0.716			

续表

变量名称	B	SE	Wald χ^2	df	Sig.	Exp（B）	95% CI	
							下限	上限
中级	0.231	0.758	0.093	1	0.761	1.260	0.285	5.570
副高级	0.191	0.903	0.045	1	0.832	1.211	0.206	7.101
正高级	0.900	1.115	0.652	1	0.419	2.460	0.277	21.862
婚姻状态（未婚为参照）								
已婚	0.716	0.568	1.588	1	0.208	2.046	0.672	6.227
从事医疗保障专业教育的工作年限（5年及以下为参照）			8.399	3	0.038*			
6～10年	−1.051	0.483	4.741	1	0.029*	0.350	0.136	0.900
11～20年	−1.083	0.481	5.060	1	0.024*	0.339	0.132	0.870
20年以上	−1.838	0.748	6.043	1	0.014*	0.159	0.037	0.689
是否有出国留学或访学研修经历（"否"为参照）								
是	−0.125	0.360	0.120	1	0.729	0.882	0.436	1.788
是否为医疗保障专业负责人（"否"为参照）								
是	−0.909	0.548	2.750	1	0.097	0.403	0.137	1.180
岗位类型（其他岗位为参照）								
教师岗	−0.396	0.502	0.622	1	0.430	0.673	0.251	1.801
2020年税前年总收入（3.6万～14万元为参照）			0.144	2	0.930			
14.1万～30万元	0.058	0.373	0.024	1	0.877	1.060	0.510	2.203
30.1万～42万元	0.386	1.027	0.141	1	0.707	1.471	0.197	11.012
是否为研究生导师（"否"为参照）								
是	0.278	0.541	0.264	1	0.608	1.320	0.457	3.815
是否获得过校级及以上高层次人才称号（"否"为参照）								
是	−0.151	0.419	0.130	1	0.719	0.860	0.378	1.955
年均科研经费（≤1万元为参照）								
>1万元	1.055	0.413	6.514	1	0.011*	2.873	1.277	6.461
常量	−0.511	1.267	0.163	1	0.686	0.600		

注：拟合度检验 $\chi^2 = 26.897$，模型显著性水平 = 0.174，考克斯–斯奈尔 $R^2 = 0.113$，内戈尔科 $R^2 = 0.158$

*表示 $p < 0.05$

8.6　绩效考核制度合理性评价影响因素

调查结果显示，在 233 名医疗保障专业教师中，男性中有 21.2%认为绩效考核制度"不太合理"或"非常不合理"，女性教师中这一比例仅为 15.6%。和其他年龄段相比，51 岁及以上的教师中认为绩效考核制度"不太合理"或"非常不合理"的占比最高（40.0%）。同时，职称为正高级的教师中认为绩效考核制度"不太合理"或"非常不合理"的占比最高（22.6%），婚姻状态为离异的教师中认为绩效考核制度"不太合理"或"非常不合理"的占比最高（25.0%）。相比没有担任医疗保障专业负责人的教师，担任医疗保障专业负责人的教师中认为绩效考核制度"不太合理"或"非常不合理"的占比最高（29.4%）。另外，博士研究生导师中认为绩效考核制度"不太合理"或"非常不合理"的占比最高（27.3%），见表 8-15。

表 8-15　医疗保障专业教师对绩效考核制度的合理性评价情况

人口社会学特征		非常不合理		不太合理		一般		比较合理		非常合理	
		人数/人	占比	人数/人	占比	人数/人	占比	人数/人	占比	人数/人	占比
性别	男	1	1.2%	17	20.0%	32	37.6%	33	38.8%	2	2.4%
	女	5	3.4%	18	12.2%	60	40.5%	62	41.9%	3	2.0%
年龄	30 岁及以下	0	0	1	4.8%	7	33.3%	13	61.9%	0	0
	31～40 岁	2	1.8%	17	15.2%	49	43.8%	40	35.7%	4	3.6%
	41～50 岁	2	2.5%	11	13.8%	29	36.3%	37	46.3%	1	1.3%
	51 岁及以上	2	10.0%	6	30.0%	7	35.0%	5	25.0%	0	0
最高学历	本科及以下	0	0	1	14.3%	4	57.1%	2	28.6%	0	0
	硕士	5	4.1%	20	16.5%	43	35.5%	51	42.1%	2	1.7%
	博士	1	1.0%	14	13.3%	45	42.9%	42	40.0%	3	2.9%
最高学历毕业学校	国外高校	1	6.3%	2	12.5%	4	25.0%	7	43.8%	2	12.5%
	原"985"高校	3	3.7%	13	16.0%	28	34.6%	35	43.2%	2	2.5%
	原"211"高校	2	2.9%	7	10.1%	28	40.6%	32	46.4%	0	0

续表

人口社会学特征		非常不合理		不太合理		一般		比较合理		非常合理	
		人数/人	占比	人数/人	占比	人数/人	占比	人数/人	占比	人数/人	占比
最高学历毕业学校	"双一流"高校	3	5.3%	7	12.3%	21	36.8%	26	45.6%	0	0
	综合性大学	2	3.4%	7	11.9%	19	32.2%	30	50.8%	1	1.7%
	单科性院校	1	1.9%	9	16.7%	25	46.3%	19	35.2%	0	0
职称	初级	1	4.8%	0	0	7	33.3%	12	57.1%	1	4.8%
	中级	2	1.8%	15	13.8%	46	42.2%	43	39.4%	3	2.8%
	副高级	2	2.8%	14	19.4%	34	47.2%	21	29.2%	1	1.4%
	正高级	1	3.2%	6	19.4%	8	25.8%	16	51.6%	0	0
婚姻状态	单身	1	3.4%	3	10.3%	10	34.5%	14	48.3%	1	3.4%
	已婚	4	2.0%	31	15.8%	78	39.8%	79	40.3%	4	2.0%
	离异	1	12.5%	1	12.5%	4	50.0%	2	25.0%	0	0
工作年限	5 年及以下	0	0	10	12.5%	30	37.5%	38	47.5%	2	2.5%
	6～10 年	2	4.3%	7	15.2%	17	37.0%	18	39.1%	2	4.3%
	11～20 年	3	3.7%	13	15.9%	37	45.1%	28	34.1%	1	1.2%
	20 年以上	1	4.0%	5	20.0%	8	32.0%	11	44.0%	0	0
是否有出国留学或访学研修经历	是	3	3.9%	10	13.2%	31	40.8%	29	38.2%	3	3.9%
	否	3	1.9%	25	15.9%	61	38.9%	66	42.0%	2	1.3%
是否为医疗保障专业负责人	是	2	5.9%	8	23.5%	14	41.2%	10	29.4%	0	0
	否	4	2.0%	27	13.6%	78	39.2%	85	42.7%	5	2.5%
岗位类型	教师岗	6	3.0%	30	14.8%	83	40.9%	80	39.4%	4	2.0%
	行政岗	0	0	0	0	2	40.0%	3	60.0%	0	0
	双肩挑	0	0	4	21.1%	5	26.3%	9	47.4%	1	5.3%
	其他	0	0	1	16.7%	2	33.3%	3	50.0%	0	0
是否为研究生导师	硕士研究生导师	3	5.4%	8	14.3%	25	44.6%	19	33.9%	1	1.8%
	博士研究生导师	0	0	3	27.3%	2	18.2%	6	54.5%	0	0

续表

人口社会学特征		非常不合理		不太合理		一般		比较合理		非常合理	
		人数/人	占比	人数/人	占比	人数/人	占比	人数/人	占比	人数/人	占比
是否为研究生导师	都不是	3	1.8%	24	14.5%	65	39.2%	70	42.2%	4	2.4%
是否获得高层次人才称号	是	2	3.4%	10	17.2%	23	39.7%	21	36.2%	2	3.4%
	否	4	2.3%	25	14.3%	69	39.4%	74	42.3%	3	1.7%
2020年税前年总收入	3.6万～14万元	4	2.8%	18	12.4%	60	41.4%	59	40.7%	4	2.8%
	14.1万～30万元	2	2.7%	14	18.7%	29	38.7%	29	38.7%	1	1.3%
	30.1万～42万元	0	0	3	33.3%	3	33.3%	3	33.3%	0	0
	42.1万～66万元	0	0	0	0	0	0	3	100%	0	0
	66.1万～96万元	0	0	0	0	0	0	1	100%	0	0
年均科研经费	≤1万元	4	3.5%	18	15.7%	47	40.9%	44	38.3%	2	1.7%
	1.1万～10万元	1	1.1%	12	13.2%	36	39.6%	39	42.9%	3	3.3%
	10.1万～20万元	0	0	4	30.8%	5	38.5%	4	30.8%	0	0
	≥20.1万元	1	11.1%	1	11.1%	3	33.3%	4	44.4%	0	0

注：合计不为100%是四舍五入修约所致

8.6.1　单因素分析

在分析不同人口社会学特征的医疗保障专业教师对岗位聘任制度合理性评价的差异时，发现绩效考核制度的合理性评价在不同人口社会学特征的医疗保障专业教师之间没有显著性差异，见表8-16。

表8-16　医疗保障专业教师对（绩效）考核制度合理性评价的单因素分析

人口社会学特征		人数/人	χ^2	p 值
性别	男	85	3.490	0.479
	女	148		
年龄	30岁及以下	21	17.725	0.124

续表

人口社会学特征		人数/人	χ^2	p 值
年龄	31~40 岁	112	17.725	0.124
	41~50 岁	80		
	51 岁及以上	20		
最高学历	博士	105	4.973	0.760
	硕士	121		
	本科及以下	7		
职称	初级	21	14.462	0.272
	中级	109		
	副高级	72		
	正高级	31		
婚姻状态	单身	29	5.624	0.689
	已婚	196		
	离异	8		
	丧偶	0		
工作年限	5 年及以下	80	8.967	0.706
	6~10 年	46		
	11~20 年	82		
	20 年以上	25		
是否有出国留学或访学研修经历	是	76	3.029	0.553
	否	157		
是否为医疗保障专业负责人	是	34	5.753	0.218
	否	199		
岗位类型	教师岗	203	5.110	0.954
	行政岗	5		
	双肩挑	19		
	其他	6		
是否为研究生导师	是	67	1.923	0.750
	否	166		
是否获得高层次人才称号	是	58	1.488	0.829
	否	175		
2020 年税前年总收入	小于 3.6 万元	0	7.624	0.959
	3.6 万~14 万元	145		
	14.1 万~30 万元	75		
	30.1 万~42 万元	9		
	42.1 万~66 万元	3		
	66.1 万~96 万元	1		
	大于 96 万元	0		
年均科研经费	≤1 万元	115	1.076	0.898
	>1 万元	113		

8.6.2 多因素分析

首先对"您认为贵校的专业教师考核制度合理吗"这一变量分别与医疗保障专业教师的性别、年龄、最高学历、职称、婚姻状态等共计 13 个变量进行相关性分析（表 8-17），发现年龄、从事医疗保障专业教育的工作年限和是否为医疗保障专业负责人这 3 个变量和"您认为贵校的专业教师考核制度合理吗"这一变量显著相关。为进一步了解医疗保障专业教师对（绩效）考核制度合理性评价的影响因素，以"您认为贵校的专业教师考核制度合理吗"的回答结果为因变量，以医疗保障专业教师的性别、年龄、最高学历、职称、婚姻状态等共计 13 个变量为自变量，进行多元有序 logistic 回归分析，结果发现模型通过平行线检验（$p = 0.968$），但似然比检验 $p > 0.05$，说明模型无意义。

因此，本书将有序五分类的因变量重新编码为二分类变量 Y_4，即"您认为贵校的专业教师考核制度合理吗"，将"比较合理"和"非常合理"归为"合理"（赋值为"1"）；将"一般""非常不合理""不太合理"归为"不合理"（赋值为"0"），对二分类变量 Y_4 进行二元 logistic 回归分析。建立二元 logistic 回归模型之前，将新变量 Y_4 与医疗保障专业教师的性别、年龄、最高学历、职称、婚姻状态等共计 13 个变量进行相关性分析（表 8-18），发现没有变量与变量 Y_4 显著相关，将这 13 个自变量纳入二元 logistic 回归模型无意义。

8.7 师德师风建设效果评价影响因素

调查结果显示，在 233 名医疗保障专业教师中，男性中有 2.4% 的教师认为师德师风建设效果"完全无效"或"基本无效"，女性教师中这一比例为 2.1%。和其他年龄段相比，51 岁及以上的教师中认为师德师风建设效果"完全无效"或"基本无效"的占比最高（5.0%）。同时，职称为副高级的教师中认为师德师风建设效果"完全无效"或"基本无效"的占比最高（2.8%），婚姻状态为单身的教师中认为师德师风建设效果"完全无效"或"基本无效"的占比最高（3.4%）。相比没有担任医疗保障专业负责人的教师，担任医疗保障专业负责人的教师中认为师德师风建设效果"完全无效"或"基本无效"的占比最高（2.9%）。另外，2020 年税前年总收入为 3.6 万～14 万元的教师认为师德师风建设效果"完全无效"或"基本无效"的占比最高（3.5%），年均科研经费中"≤1 万元"的教师认为师德师风建设效果"完全无效"或"基本无效"的占比最高（4.4%），见表 8-19。

表 8-17　相关性矩阵 1

	X_1	X_2	X_3	X_4	X_5	X_6	X_7	X_8	X_9	X_{10}	X_{11}	X_{12}	X_{13}	Y_4
X_1	1													
X_2	-0.114	1												
X_3	-0.036	0.104	1											
X_4	-0.030	0.653**	0.284**	1										
X_5	-0.015	0.285**	0.017	0.334**	1									
X_6	-0.086	0.632**	-0.029	0.284**	0.594**	1								
X_7	-0.062	0.091	0.266**	0.199**	0.020	0.150*	1							
X_8	-0.066	0.292**	0.015	0.401*	0.190**	0.286**	0.127	1						
X_9	-0.047	0.125	0.015	0.183**	0.023	0.008	0.001	0.053	1					
X_{10}	-0.168*	0.320**	0.215**	0.480**	0.139**	0.350**	0.255**	0.326**	0.253**	1				
X_{11}	0.054	-0.369**	-0.258**	-0.646**	-0.208**	-0.400**	-0.288**	-0.428**	-0.083	-0.399**	1			
X_{12}	0.003	0.236**	0.173**	0.403**	0.159**	0.278**	0.171**	0.324**	0.178**	0.323**	0.424**	1		
X_{13}	-0.174*	0.306**	0.399**	0.511**	0.039	0.294**	0.310**	0.362**	0.100	0.439**	-0.498**	0.395**	1	
Y_4	0.034	-0.152*	0.062	-0.119	-0.090	-0.130*	0.001	-0.154*	0.057	-0.012	0.083	-0.041	-0.001	1

*表示 $p < 0.05$，**表示 $p < 0.01$

表 8-18　相关性矩阵 2

	X_1	X_2	X_3	X_4	X_5	X_6	X_7	X_8	X_9	X_{10}	X_{11}	X_{12}	X_{13}	Y_4
X_1	1													
X_2	-0.114	1												
X_3	-0.036	0.104	1											
X_4	-0.030	0.653**	0.284**	1										
X_5	-0.016	0.308**	0.028	0.344**	1									
X_6	-0.086	0.632**	-0.029	0.594**	0.307**	1								
X_7	-0.062	0.091	0.266**	0.199**	0.013	0.150*	1							
X_8	-0.066	0.292**	0.015	0.401**	0.156*	0.286**	0.127	1						
X_9	-0.055	-0.137	-0.009	-0.191**	-0.067	-0.041	-0.006	-0.059	1					
X_{10}	-0.168*	0.320**	0.215**	0.480**	0.120	0.350**	0.255**	0.326**	-0.247**	1				
X_{11}	-0.070	0.399**	0.289**	0.699**	0.221**	0.439**	0.306**	0.436**	-0.152*	0.473**	1			
X_{12}	0.003	0.236**	0.173**	0.403**	0.157**	0.278**	0.171**	0.324**	-0.194**	0.323**	0.424**	1		
X_{13}	-0.162*	0.188**	0.435**	0.454**	0.023	0.188**	0.287**	0.265**	-0.030	0.381**	0.501**	0.311**	1	
Y_4	0.027	-0.084	0.015	-0.078	-0.067	-0.095	-0.011	-0.113	-0.081	0.039	-0.038	0.043	0.055	1

*表示 $p < 0.05$，**表示 $p < 0.01$

表 8-19 医疗保障专业教师对师德师风建设效果评价

人口社会学特征		完全无效		基本无效		一般		比较有效		非常有效	
		人数/人	占比	人数/人	占比	人数/人	占比	人数/人	占比	人数/人	占比
性别	男	0	0	2	2.4%	24	28.2%	52	61.2%	7	8.2%
	女	1	0.7%	2	1.4%	56	37.8%	77	52.0%	12	8.1%
年龄	30 岁及以下	0	0	0	0	5	23.8%	12	57.1%	4	19.0%
	31～40 岁	0	0	2	1.8%	40	35.7%	61	54.5%	9	8.0%
	41～50 岁	0	0	2	2.5%	28	35.0%	44	55.0%	6	7.5%
	51 岁及以上	1	5.0%	0	0	7	35.0%	12	60.0%	0	0
最高学历	本科及以下	1	14.3%	0	0	0	0	6	85.7%	0	0
	硕士	0	0	4	3.3%	42	34.7%	64	52.9%	11	9.1%
	博士	0	0	0	0	38	36.2%	59	56.2%	8	7.6%
最高学历毕业学校	国外高校	0	0	0	0	6	37.5%	9	56.3%	1	6.3%
	原 "985" 高校	0	0	2	2.5%	30	37.0%	44	54.3%	5	6.2%
	原 "211" 高校	0	0	1	1.4%	25	36.2%	36	52.2%	7	10.1%
	"双一流" 高校	0	0	1	1.8%	21	36.8%	30	52.6%	5	8.8%
	综合性大学	0	0	1	1.7%	23	39.0%	28	47.5%	7	11.9%
	单科性院校	1	1.9%	2	3.7%	15	27.8%	31	57.4%	5	9.3%
职称	初级	0	0	0	0	7	33.3%	10	47.6%	4	19.0%
	中级	1	0.9%	2	1.8%	37	33.9%	60	55.0%	9	8.3%
	副高级	0	0	2	2.8%	24	33.3%	41	56.9%	5	6.9%
	正高级	0	0	0	0	12	38.7%	18	58.1%	1	3.2%
婚姻状态	单身	1	3.4%	0	0	9	31.0%	16	55.2%	3	10.3%
	已婚	0	0	4	2.0%	70	35.7%	107	54.6%	15	7.7%
	离异	0	0	0	0	1	12.5%	6	75.0%	1	12.5%
工作年限	5 年及以下	0	0	1	1.3%	28	35.0%	40	50.0%	11	13.8%
	6～10 年	0	0	0	0	10	21.7%	32	69.6%	4	8.7%
	11～20 年	1	1.2%	2	2.4%	33	40.2%	42	51.2%	4	4.9%
	20 年以上	0	0	1	4.0%	9	36.0%	15	60.0%	0	0
是否有出国留学或访学研修经历	是	0	0	0	0	30	39.5%	42	55.3%	4	5.3%
	否	1	0.6%	4	2.5%	50	31.8%	87	55.4%	15	9.6%

人口社会学特征		完全无效		基本无效		一般		比较有效		非常有效	
		人数/人	占比	人数/人	占比	人数/人	占比	人数/人	占比	人数/人	占比
是否为医疗保障专业负责人	是	0	0	1	2.9%	13	38.2%	16	47.1%	4	11.8%
	否	1	0.5%	3	1.5%	67	33.7%	113	56.8%	15	7.5%
岗位类型	教师岗	1	0.5%	4	2.0%	70	34.5%	112	55.2%	16	7.9%
	行政岗	0	0	0	0	2	40.0%	2	40.0%	1	20.0%
	双肩挑	0	0	0	0	5	26.3%	13	68.4%	1	5.3%
	其他	0	0	0	0	3	50.0%	2	33.3%	1	16.7%
是否为研究生导师	硕士研究生导师	0	0	0	0	16	28.6%	34	60.7%	6	10.7%
	博士研究生导师	0	0	0	0	7	63.6%	4	36.4%	0	0
	都不是	1	0.6%	4	2.4%	57	34.3%	91	54.8%	13	7.8%
是否获得高层次人才称号	是	1	1.7%	0	0	22	37.9%	30	51.7%	5	8.6%
	否	0	0	4	2.3%	58	33.1%	99	56.6%	14	8.0%
2020年税前年总收入	3.6万~14万元	1	0.7%	4	2.8%	51	35.2%	76	52.4%	13	9.0%
	14.1万~30万元	0	0	0	0	26	34.7%	44	58.7%	5	6.7%
	30.1万~42万元	0	0	0	0	2	25.0%	5	62.5%	1	12.5%
	42.1万~66万元	0	0	0	0	1	25.0%	3	75.0%	0	0
	66.1万~96万元	0	0	0	0	0	0	1	100%	0	0
年均科研经费	≤1万元	1	0.9%	4	3.5%	43	37.4%	55	47.8%	12	10.4%
	1.1万~10万元	0	0	0	0	27	29.7%	60	65.9%	4	4.4%
	10.1万~20万元	0	0	0	0	5	38.5%	6	46.2%	2	15.4%
	≥20.1万元	0	0	0	0	4	44.4%	4	44.4%	1	11.1%

注：合计不为100%是四舍五入修约所致

8.7.1　单因素分析

分析不同人口社会学特征的医疗保障专业教师对师德师风建设效果评价的差

异时，发现高校师德师风建设效果评价在最高学历不同组别间（$\chi^2 = 40.551$，$p = 0.000$）存在着显著性差异，见表 8-20。

表 8-20　医疗保障专业教师对师德师风建设效果评价的单因素分析

人口社会学特征		人数/人	χ^2	p 值
性别	男	85	3.157	0.532
	女	148		
年龄	30 岁及以下	21	17.234	0.141
	31～40 岁	112		
	41～50 岁	80		
	51 岁及以上	20		
最高学历	本科及以下	7	40.551	0.000**
	硕士	121		
	博士	105		
职称	初级	21	7.129	0.849
	中级	109		
	副高级	72		
	正高级	31		
婚姻状态	单身	29	10.096	0.258
	已婚	196		
	离异	8		
	丧偶	0		
工作年限	5 年及以下	80	15.380	0.221
	6～10 年	46		
	11～20 年	82		
	20 年以上	25		
是否有出国留学或访学研修经历	是	76	4.444	0.349
	否	157		
是否为医疗保障专业负责人	是	34	1.827	0.767
	否	199		
岗位类型	教师岗	203	4.504	0.973
	行政岗	5		
	双肩挑	19		
	其他	6		

续表

人口社会学特征		人数/人	χ^2	p 值
是否为研究生导师	是	67	2.123	0.713
	否	166		
是否获得高层次人才称号	是	58	4.839	0.304
	否	175		
2020 年税前年总收入	小于 3.6 万元	0	5.716	0.991
	3.6 万～14 万元	145		
	14.1 万～30 万元	75		
	30.1 万～42 万元	8		
	42.1 万～66 万元	4		
	66.1 万～96 万元	1		
	大于 96 万元	0		
年均科研经费	≤1 万元	115	8.719	0.069
	>1 万元	113		

**表示 $p < 0.01$

8.7.2 多因素分析

进一步开展多元有序 logistic 回归分析,结果发现模型通过平行线检验($p = 0.359$),似然比检验 $p > 0.05$,说明多元有序模型不适用。因此,将因变量重新编码为二分类变量 Y_5,即"您认为贵校的师德师风建设效果如何",将"比较有效"和"非常有效"归为"有效"(赋值为"1");将"一般""完全无效""基本无效"归为"无效"(赋值为"0"),进行二元 logistic 回归分析。

二元 logistic 回归模型拟合结果良好,结果显示,年龄($p = 0.045$)、从事医疗保障专业教育的工作年限($p = 0.047$)对医疗保障专业教师的师德师风建设效果评价有显著性影响。相对于"30 岁及以下"的教师,"31～40 岁"的教师对师德师风建设效果评价趋向"有效"的可能性是年龄为"30 岁及以下"的 0.178 倍。同时,从事医疗保障专业教育的工作年限为"6～10 年"的教师对师德师风建设效果评价趋向"有效"的可能性是工作年限为"5 年及以下"的 2.600 倍,见表 8-21。

表 8-21　师德师风建设效果二元 logistic 回归分析结果

变量名称	B	SE	Wald χ^2	df	Sig.	Exp（B）	95% CI 下限	95% CI 上限
性别（男为参照）								
女	−0.345	0.327	1.113	1	0.291	0.708	0.373	1.345
年龄（周岁）（30 岁及以下为参照）			4.450	3	0.217			
31～40 岁	−1.727	0.863	4.009	1	0.045[*]	0.178	0.033	0.964
41～50 岁	−1.511	0.936	2.604	1	0.107	0.221	0.035	1.383
51 岁及以上	−1.875	1.131	2.749	1	0.097	0.153	0.017	1.407
最高学历（本科及以下为参照）			3.079	2	0.215			
硕士	−2.055	1.203	2.916	1	0.088	0.128	0.012	1.355
博士	−2.122	1.212	3.065	1	0.080	0.120	0.011	1.289
职称（初级为参照）			1.550	3	0.671			
中级	0.771	0.746	1.068	1	0.301	2.162	0.501	9.335
副高级	0.714	0.870	0.672	1	0.412	2.041	0.371	11.238
正高级			0.647	1	0.430			
婚姻状态（未婚为参照）								
已婚	0.223	0.531	0.177	1	0.674	1.250	0.442	3.537
从事医疗保障专业教育的工作年限（5 年及以下为参照）			8.608	3	0.035[*]			
6～10 年	0.956	0.481	3.946	1	0.047[*]	2.600	1.013	6.675
11～20 年	−0.480	0.435	1.215	1	0.270	0.619	0.264	1.453
20 年以上	−0.421	0.694	0.368	1	0.544	0.656	0.168	2.557
是否有出国留学或访学研修经历（"否"为参照）								
是	−0.288	0.338	0.727	1	0.394	0.750	0.386	1.454
是否为医疗保障专业负责人（"否"为参照）								
是	−0.109	0.501	0.048	1	0.827	0.897	0.336	2.393
岗位类型（其他岗位为参照）								
教师岗	−0.085	0.506	0.029	1	0.866	0.918	0.340	2.477

续表

变量名称	B	SE	Wald χ^2	df	Sig.	Exp（B）	95% CI	
							下限	下限
2020 年税前年总收入（3.6 万～14 万元为参照）			0.558	2	0.757			
14.1 万～30 万元	0.246	0.376	0.430	1	0.512	1.279	0.613	2.671
30.1 万～42 万元	0.566	1.042	0.295	1	0.587	1.761	0.228	13.579
是否为研究生导师（"否"为参照）								
是	0.246	0.520	0.225	1	0.635	1.279	0.462	3.543
是否获得过校级及以上高层次人才称号（"否"为参照）								
是	−0.296	0.388	0.580	1	0.446	0.744	0.348	1.592
年均科研经费（≤1 万元为参照）								
>1 万元	0.717	0.406	3.118	1	0.077	2.049	0.924	4.541
常量	3.309	1.471	5.060	1	0.024	27.365		

注：拟合度检验 $\chi^2 = 24.306$，模型显著性水平 = 0.278，考克斯-斯奈尔 $R^2 = 0.103$，内戈尔科 $R^2 = 0.140$

*表示 $p < 0.05$

第9章　医疗保障专业教师职业认同感和倦怠感

职业认同感是维护高校教师队伍稳定性的一项重要指标，也是高校师资队伍建设的重要方面之一。职业认同感通常指个体对所从事职业的工作价值的认可度，以及工作满意度、成就感、自豪感等。医疗保障专业教师是医疗保障高级专业人才培养的核心力量，高校医疗保障专业教师的职业认同感不仅影响医疗保障师资队伍的稳定性，还会直接影响医疗保障专业人才的培养过程和培养质量。

职业倦怠感与职业认同感一样，都属于心理学范畴。高校教师职业倦怠感一般用来描述高校教师对工作产生的心理、生理上的疲惫和工作能力下降、工作热情丧失、对他人日益冷漠等一系列负性症状。职业倦怠感是影响高校师资队伍稳定性的重要因素之一，直接关系到高校医疗保障专业教师的精神面貌及工作效率，对高校医疗保障专业人才的培养过程和培养质量也会产生不同程度的影响。

9.1　医疗保障专业教师的工作满意度

9.1.1　工作满意度基本情况

调查结果显示，在233名医疗保障专业教师中，10人（占4.3%）"非常满意"目前的工作，110人（占47.2%）"比较满意"目前的工作，98人（占42.1%）对目前的工作满意度为"一般"，13人（占5.6%）"不太满意"目前的工作，2人（占0.9%）"非常不满意"目前的工作，见图9-1。

调查结果显示，在233名医疗保障专业教师中，男性中有13.0%对目前工作感到"不太满意"或"非常不满意"，女性教师中这一比例仅为2.7%。和其他年龄段相比，41~50岁的教师中对目前工作感到"不太满意"或"非常不满意"的占比最高（10.1%）。同时，职称为中级的教师中感到"不太满意"或"非常不满意"的占比最高（9.1%），婚姻状态为离异的教师中感到"不太满意"或"非常不满意"的占比最高（12.5%）。相比担任医疗保障专业负责人的教师，没有担任医疗保障专业负责人的教师中对目前工作感到"不太满意"或"非常不满意"的占比最高（7.0%）。另外，硕士研究生导师中对目前工作感到"不太满意"

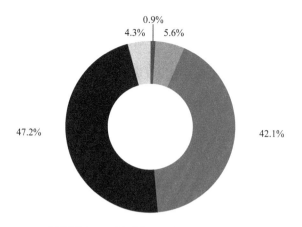

图 9-1　医疗保障专业教师的工作满意度情况

或"非常不满意"的占比最高（8.9%），年均科研经费中≤1万元的教师对目前工作感到"不太满意"或"非常不满意"的占比最高（8.7%），见表 9-1。

表 9-1　医疗保障专业教师的工作满意度情况

人口社会学 特征		非常不满意		不太满意		一般		比较满意		非常满意	
		人数/人	占比	人数/人	占比	人数/人	占比	人数/人	占比	人数/人	占比
性别	男	2	2.4%	9	10.6%	37	43.5%	32	37.6%	5	5.9%
	女	0	0	4	2.7%	61	41.2%	78	52.7%	5	3.4%
年龄	30 岁及以下	0	0	0	0	6	28.6%	12	57.1%	3	14.3%
	31～40 岁	1	0.9%	4	3.6%	55	49.1%	47	42.0%	5	4.5%
	41～50 岁	1	1.3%	7	8.8%	28	35.0%	42	52.5%	2	2.5%
	51 岁及以上	0	0	2	10.0%	9	45.0%	9	45.0%	0	0
最高学历	本科及以下	0	0	0	0	3	42.9%	4	57.1%	0	0
	硕士	1	0.8%	5	4.1%	54	44.6%	55	45.6%	6	5.0%
	博士	1	1.0%	8	7.6%	46	43.8%	46	43.8%	4	3.8%
最高学历 毕业学校	国外高校	0	0	0	0	7	43.8%	7	43.8%	2	12.5%
	原"985" 高校	1	1.2%	6	7.4%	31	38.3%	40	49.4%	3	3.7%
	原"211" 高校	0	0	6	8.7%	31	44.9%	29	42.0%	3	4.3%
	"双一流" 高校	0	0	3	5.3%	26	45.6%	25	43.9%	3	5.3%

续表

人口社会学特征		非常不满意		不太满意		一般		比较满意		非常满意	
		人数/人	占比	人数/人	占比	人数/人	占比	人数/人	占比	人数/人	占比
最高学历毕业学校	综合性大学	0	0	4	6.8%	26	44.1%	25	42.4%	4	6.8%
	单科性院校	1	1.9%	2	3.7%	23	42.6%	27	50.0%	1	1.9%
职称	初级	0	0	0	0	10	47.6%	9	42.9%	2	9.5%
	中级	2	1.8%	8	7.3%	43	39.4%	52	47.7%	4	3.7%
	副高级	0	0	4	5.6%	34	47.2%	32	44.4%	2	2.8%
	正高级	0	0	1	3.2%	11	35.5%	17	54.8%	2	6.5%
婚姻状态	单身	0	0	1	3.4%	14	48.3%	13	44.8%	1	3.5%
	已婚	2	1.0%	11	5.6%	80	40.8%	94	48.0%	9	4.6%
	离异	0	0	1	12.5%	4	50.0%	3	37.5%	0	0
工作年限	5 年及以下	1	1.3%	4	5.0%	28	35.0%	41	51.3%	6	7.5%
	6~10 年	0	0	2	4.3%	22	47.8%	21	45.7%	1	2.2%
	11~20 年	0	0	7	8.5%	37	45.1%	35	42.7%	3	3.7%
	20 年以上	1	4.0%	0	0	11	44.0%	13	52.0%	0	0
是否有出国留学或访学研修经历	是	1	1.3%	3	3.9%	33	43.4%	32	42.1%	7	9.2%
	否	1	0.6%	10	6.4%	65	41.4%	78	49.7%	3	1.9%
是否为医疗保障专业负责人	是	0	0	1	2.9%	17	50.0%	14	41.2%	2	5.9%
	否	2	1.0%	12	6.0%	81	40.7%	96	48.2%	8	4.0%
岗位类型	教师岗	2	1.0%	10	4.9%	88	43.3%	96	47.3%	7	3.4%
	行政岗	0	0	1	20.0%	3	60.0%	1	20.0%	0	0
	双肩挑	0	0	1	5.3%	6	31.6%	10	52.6%	2	10.5%
	其他	0	0	1	16.7%	1	16.7%	3	50.0%	1	16.7%
是否为研究生导师	硕士研究生导师	1	1.8%	4	7.1%	21	37.5%	28	50.0%	2	3.6%
	博士研究生导师	0	0	0	0	6	54.5%	4	36.4%	1	9.1%
	都不是	1	1.8%	4	7.1%	21	37.5%	28	50.0%	2	3.6%
是否获得高层次人才称号	是	0	0	2	3.4%	26	44.8%	26	44.8%	4	6.9%
	否	2	1.1%	11	6.3%	72	41.1%	84	48.0%	6	3.4%
2020 年税前年总收入	3.6 万~14 万元	1	0.6%	23	13.9%	47	28.3%	83	50.0%	12	7.2%

人口社会学特征		非常不满意		不太满意		一般		比较满意		非常满意	
		人数/人	占比	人数/人	占比	人数/人	占比	人数/人	占比	人数/人	占比
2020年税前年总收入	14.1万~30万元	1	1.3%	2	2.7%	29	38.7%	39	52.0%	4	5.3%
	30.1万~42万元	0	0	0	0	3	37.5%	4	50.0%	1	12.5%
	42.1万~66万元	0	0	1	25.0%	1	25.0%	2	50.0%	0	0
	66.1万~96万元	0	0	0	0	0	0	0	0	1	100%
年均科研经费	≤1万元	1	0.9%	9	7.8%	48	41.7%	54	47.0%	3	2.6%
	1.1万~10万元	0	0	3	3.3%	36	39.6%	47	51.6%	5	5.5%
	10.1万~20万元	1	7.7%	0	0	7	53.8%	5	38.5%	0	0
	≥20.1万元	0	0	1	11.1%	5	55.6%	3	33.3%	0	0

注：合计不为100%是四舍五入修约所致

9.1.2 工作满意度影响因素分析

进一步分析发现，不同性别（$\chi^2 = 12.949$，$p = 0.012$）、不同税前年总收入（$\chi^2 = 31.145$，$p = 0.013$）组别间的医疗保障专业教师工作满意度存在着显著性差异，见表9-2。

表 9-2　医疗保障专业教师工作满意度的单因素分析

人口社会学特征		人数/人	χ^2	p值
性别	男	85	12.949	0.012*
	女	148		
年龄	30岁及以下	21	15.778	0.202
	31~40岁	112		
	41~50岁	80		
	51岁及以上	20		
最高学历	本科及以下	7	2.640	0.955
	硕士	121		
	博士	105		
职称	初级	21	8.214	0.768

续表

人口社会学特征		人数/人	χ^2	p 值
职称	中级	109	8.214	0.768
	副高级	72		
	正高级	31		
婚姻状态	单身	29	2.410	0.966
	已婚	196		
	离异	8		
	丧偶	0		
工作年限	5 年及以下	80	12.813	0.383
	6～10 年	46		
	11～20 年	82		
	20 年以上	25		
是否有出国留学或访学研修经历	是	76	7.844	0.097
	否	157		
是否为医疗保障专业负责人	是	34	1.977	0.740
	否	199		
岗位类型	教师岗	203	10.844	0.542
	行政岗	5		
	双肩挑	19		
	其他	6		
是否为研究生导师	是	67	0.549	0.969
	否	166		
是否获得高层次人才称号	是	58	2.746	0.601
	否	175		
2020 年税前年总收入	小于 3.6 万元	0	31.145	0.013*
	3.6 万～14 万元	145		
	14.1 万～30 万元	75		
	30.1 万～42 万元	8		
	42.1 万～66 万元	4		
	66.1 万～96 万元	1		
	大于 96 万元	0		
年均科研经费	≤1 万元	115	2.415	0.660
	>1 万元	113		

*表示 $p < 0.05$

为深入了解医疗保障专业教师工作满意度的影响因素，笔者以调查问卷中"您对目前的工作感到满意吗？"的回答结果为因变量 Y_6，以医疗保障专业教师性别、年龄、最高学历、职称、婚姻状态等共计 13 个变量为自变量，进行多元有序 logistic 回归，模型的拟合优度良好，见表 9-3。

表 9-3　多元 logistic 回归变量赋值表（一）

变量		赋值
Y_6 您对目前的工作感到满意吗		1 = 非常满意，2 = 比较满意，3 = 一般，4 = 不太满意，5 = 非常不满意
X_1 性别		1 = 男，2 = 女
X_2 年龄		1 = 51 岁及以上，2 = 41～50 岁，3 = 31～40 岁，4 = 30 岁及以下
X_3 最高学历		1 = 博士，2 = 硕士，3 = 本科及以下
X_4 职称		1 = 正高级，2 = 副高级，3 = 中级，4 = 初级
X_5 婚姻状态	是否单身	1 = 是，2 = 否
	是否已婚	1 = 是，2 = 否
	是否离异	1 = 是，2 = 否
X_6 从事医疗保障专业教育的工作年限		1 = 20 年以上，2 = 11～20 年，3 = 6～10 年，4 = 5 年及以下
X_7 是否有出国留学或访学研修经历		1 = 是，2 = 否
X_8 是否为医疗保障专业负责人		1 = 是，2 = 否
X_9 岗位类型	是否教师岗	1 = 是，2 = 否
	是否行政岗	1 = 是，2 = 否
	是否双肩挑	1 = 是，2 = 否
X_{10} 2020 年税前年总收入		1 = 大于 96 万元，2 = 66.1 万～96 万元，3 = 42.1 万～66 万元，4 = 30.1 万～42 万元，5 = 14.1 万～30 万元，6 = 3.6 万～14 万元，7 = 小于 3.6 万元
X_{11} 研究生导师情况	是否为硕士研究生导师	1 = 是，2 = 否
	是否为博士研究生导师	1 = 是，2 = 否
X_{12} 是否获得过校级及以上高层次人才称号		0 = 否（未获得过），1 = 是（校级、省级、国家级）
X_{13} 年均科研经费		1 = ≥20.1 万元，2 = 10.1 万～20 万元，3 = 1.1 万～10 万元，4 = ≤1 万元

多元有序 logistic 回归结果显示，性别对教师工作满意度有显著性影响

（$p = 0.003$），当以女教师为参照类别时，男教师对工作的评价趋于"非常不满意"的可能性是女教师的 0.399 倍，即男性教师工作满意度普遍高于女性教师。同时发现，年龄对工作满意度有显著性影响（$p = 0.008$），当以年龄为 51 岁及以上的教师群体为参照类别时，30 岁及以下的教师对工作评价趋于"非常不满意"的可能性是 51 岁及以上教师的 14.197 倍。由此可见，51 岁及以上的男教师工作满意度更高，见表 9-4。

表 9-4　医疗保障专业教师工作满意度的多因素分析

变量名称	B	SE	Wald χ^2	df	Sig.	Exp（B）	95% CI 下限	95% CI 上限
性别（女为参照）								
男	−0.919	0.305	9.110	1	0.003**	0.399	−1.517	−0.322
年龄（周岁）（51 岁及以上参照）								
30 岁及以下	2.653	1.002	7.009	1	0.008**	14.197	0.689	4.618
31～40 岁	0.560	0.688	0.661	1	0.416	1.751	−0.789	1.909
41～50 岁	0.939	0.618	2.307	1	0.129	2.557	−0.273	2.150
最高学历（博士为参照）								
本科及以下	1.212	0.885	1.875	1	0.171	3.360	−0.523	2.946
硕士	0.506	0.337	2.253	1	0.133	1.659	−0.155	1.166
职称（正高级为参照）								
初级	−1.973	1.011	3.804	1	0.051	0.139	−3.955	0.010
中级	−1.085	0.747	2.109	1	0.146	0.338	−2.549	0.379
副高级	−1.009	0.607	2.766	1	0.096	0.365	−2.197	0.18
婚姻状态								
是否单身（"否"为参照）	0.322	0.897	0.129	1	0.720	1.380	−1.436	2.079
是否已婚（"否"为参照）	1.044	0.785	1.772	1	0.183	2.841	−0.493	2.582
从事医疗保障专业教育的工作年限（20 年以上为参照）								

续表

变量名称	B	SE	Wald χ^2	df	Sig.	Exp（B）	95% CI	
							下限	上限
5 年及以下	0.739	0.685	1.165	1	0.280	2.094	−0.603	2.082
6～10 年	0.270	0.663	0.165	1	0.684	1.310	−1.030	1.569
11～20 年	−0.259	0.586	0.195	1	0.659	0.772	−1.407	0.889
是否有出国留学或访学研修经历（"否"为参照）								
是	0.212	0.320	0.437	1	0.509	1.236	−0.416	0.840
是否为医疗保障专业负责人（"否"为参照）								
是	−0.209	0.472	0.196	1	0.658	0.811	−1.133	0.716
岗位类型								
是否为教师岗（"否"为参照）	0.475	0.909	0.274	1	0.601	1.608	−1.306	2.257
是否行政岗（"否"为参照）	−1.156	1.345	0.738	1	0.390	0.315	−3.792	1.481
是否为双肩挑（"否"为参照）	1.015	1.084	0.877	1	0.349	2.759	−1.110	3.141
2020 年税前年总收入（42.1 万～66 万元为参照）								
3.6 万～14 万元	0.584	1.233	0.225	1	0.636	1.793	−1.832	3.001
14.1 万～30 万元	1.070	1.226	0.761	1	0.383	2.915	−1.333	3.472
30.1 万～42 万元	1.755	1.488	1.390	1	0.238	5.783	−1.163	4.672
研究生导师情况								
是否为硕士研究生导师（"否"为参照）	−0.432	0.489	0.781	1	0.377	0.649	−1.390	0.526
是否为博士研究生导师（"否"为参照）	−0.422	1.049	0.162	1	0.687	0.656	−2.478	1.633
是否获得过校级及以上高层次人才称号（"否"为参照）								

续表

变量名称	B	SE	Wald χ^2	df	Sig.	Exp（B）	95% CI	
							下限	上限
是	0.069	0.373	0.034	1	0.853	1.071	−0.661	0.799
年均科研经费（≥20.1 万元为参照）								
≤1 万元	0.201	0.858	0.055	1	0.815	1.223	−1.481	1.883
1.1 万～10 万元	0.984	0.800	1.514	1	0.218	2.675	−0.583	2.552
10.1 万～20 万元	−0.531	0.958	0.307	1	0.579	0.588	−2.408	1.346

注：拟合度检验 $\chi^2 = 45.499$，自由度 $= 28$，模型具有统计学意义 $p = 0.020$，考克斯-斯奈尔 $R^2 = 0.183$，内戈尔科 $R^2 = 0.209$

**表示 $p < 0.01$

9.2　医疗保障专业教师的工作成就感

9.2.1　工作成就感基本情况

调查结果显示，在 233 名医疗保障专业教师中，49 人（占 21.0%）"经常"感受到工作带来的成就感，99 人（占 42.5%）"偶尔"感受到工作带来的成就感，70 人（占 30.0%）认为目前工作带来的成就感"一般"，13 人（占 5.6%）"基本没有"感受到工作带来的成就感，2 人（占 0.9%）"从未有过"工作带来的成就感，见图 9-2。

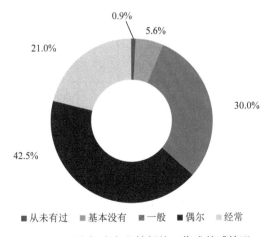

图 9-2　医疗保障专业教师的工作成就感情况

　　调查结果显示，在 233 名医疗保障专业教师中，男性中有 9.5%认为"从未有过"或"基本没有"工作成就感，女性教师中这一比例仅为 4.7%。和其他年龄段相比，41～50 岁的教师中认为"从未有过"或"基本没有"工作成就感的占比最高（10.0%）。同时，职称为中级的教师中认为"从未有过"或"基本没有"工作成就感的占比最高（8.2%），婚姻状态为离异的教师中认为"从未有过"或"基本没有"工作成就感的占比最高（12.5%）。相比担任医疗保障专业负责人的教师，没有担任医疗保障专业负责人的教师中认为"从未有过"或"基本没有"工作成就感的占比最高（6.5%）。硕士研究生导师中认为"从未有过"或"基本没有"工作成就感的占比最高（8.9%），年均科研经费为 10.1 万～20 万元的教师认为"从未有过"或"基本没有"工作成就感的占比最高（23.1%），见表 9-5。

表 9-5　医疗保障专业教师的工作成就感情况

人口社会学特征		从未有过		基本没有		一般		偶尔		经常	
		人数/人	占比	人数/人	占比	人数/人	占比	人数/人	占比	人数/人	占比
性别	男	2	2.4%	6	7.1%	30	35.3%	30	35.3%	17	20.0%
	女	0	0	7	4.7%	40	27.0%	69	46.6%	32	21.6%
年龄	30 岁及以下	0	0	0	0	3	14.3%	12	57.1%	6	28.6%
	31～40 岁	0	0	6	5.4%	40	35.7%	50	44.6%	16	14.3%
	41～50 岁	2	2.5%	6	7.5%	20	25.0%	31	38.8%	21	26.3%
	51 岁及以上	0	0	1	5.0%	7	35.0%	6	30.0%	6	30.0%
最高学历	本科及以下	0	0	0	0	3	42.9%	1	14.3%	3	42.9%
	硕士	1	0.8%	6	5.0%	33	27.3%	55	45.5%	26	21.5%
	博士	1	1.0%	7	6.7%	34	32.4%	43	41.0%	20	19.0%
最高学历毕业学校	国外高校	0	0	2	12.5%	5	31.3%	4	25.0%	5	31.3%
	原"985"高校	1	1.2%	5	6.2%	27	33.3%	27	33.3%	21	25.9%
	原"211"高校	0	0	5	7.2%	21	30.4%	30	43.5%	13	18.8%
	"双一流"高校	0	0	2	3.5%	23	40.4%	21	36.8%	11	19.3%
	综合性大学	0	0	5	8.5%	18	30.5%	25	42.4%	11	18.6%
	单科性院校	1	1.9%	1	1.9%	12	22.2%	25	46.3%	15	27.8%
职称	初级	0	0	0	0	7	33.3%	10	47.6%	4	19.0%

续表

人口社会学特征		从未有过		基本没有		一般		偶尔		经常	
		人数/人	占比	人数/人	占比	人数/人	占比	人数/人	占比	人数/人	占比
职称	中级	2	1.8%	7	6.4%	34	31.2%	49	45.0%	17	15.6%
	副高级	0	0	4	5.6%	22	30.6%	28	38.9%	18	25.0%
	正高级	0	0	2	6.5%	7	22.6%	12	38.7%	10	32.3%
婚姻状态	单身	0	0	0	0	10	34.5%	13	44.8%	6	20.7%
	已婚	2	1.0%	12	6.1%	58	29.6%	83	42.3%	41	20.9%
	离异	0	0	1	12.5%	2	25.0%	3	37.5%	2	25.0%
工作年限	5 年及以下	1	1.3%	5	6.3%	22	27.5%	35	43.8%	17	21.3%
	6～10 年	0	0	3	6.5%	15	32.6%	22	47.8%	6	13.0%
	11～20 年	0	0	5	6.1%	25	30.5%	33	40.2%	19	23.2%
	20 年以上	1	4.0%	0	0	8	32.0%	9	36.0%	7	28.0%
是否有出国留学或访学研修经历	是	0	0	5	6.6%	24	31.6%	28	36.8%	19	25.0%
	否	2	1.3%	8	5.1%	46	29.3%	71	45.2%	30	19.1%
是否为医疗保障专业负责人	是	0	0	2	5.9%	8	23.5%	15	44.1%	9	26.5%
	否	2	1.0%	11	5.5%	62	31.2%	84	42.2%	40	20.1%
岗位类型	教师岗	2	1.0%	11	5.4%	61	30.0%	93	45.8%	36	17.7%
	行政岗	0	0	1	20.0%	1	20.0%	3	60.0%	0	0
	双肩挑	0	0	1	5.3%	5	26.3%	2	10.5%	11	57.9%
	其他	0	0	0	0	3	50.0%	1	16.7%	2	33.3%
是否为研究生导师	硕士研究生导师	0	0	5	8.9%	13	23.2%	21	37.5%	17	30.4%
	博士研究生导师	0	0	0	0	4	36.4%	4	36.4%	3	27.3%
	都不是	2	1.2%	8	4.8%	53	31.9%	74	44.6%	29	17.5%
是否获得高层次人才称号	是	0	0	3	5.2%	15	25.9%	20	34.5%	20	34.5%
	否	2	1.1%	10	5.7%	55	31.4%	79	45.1%	29	16.6%
2020 年税前年总收入	3.6 万～14 万元	2	1.4%	7	4.8%	57	39.3%	57	39.3%	22	15.2%
	14.1 万～30 万元	0	0	6	8.0%	23	30.7%	23	30.7%	23	30.7%
	30.1 万～42 万元	0	0	1	12.5%	2	25.0%	0	0	5	62.5%
	42.1 万～66 万元	0	0	1	25.0%	1	25.0%	1	25.0%	1	25.0%

续表

人口社会学特征		从未有过		基本没有		一般		偶尔		经常	
		人数/人	占比	人数/人	占比	人数/人	占比	人数/人	占比	人数/人	占比
2020年税前年总收入	66.1万~96万元	0	0	0	0	0	0	0	0	1	100%
年均科研经费	≤1万元	2	1.7%	7	6.1%	39	33.9%	50	43.5%	17	14.8%
	1.1万~10万元	0	0	3	3.3%	25	27.5%	41	45.1%	22	24.2%
	10.1万~20万元	0	0	3	23.1%	4	30.8%	3	23.1%	3	23.1%
	≥20.1万元	0	0	0	0	2	22.2%	3	33.3%	4	44.4%

注：合计不为100%是四舍五入修约所致

9.2.2　工作成就感影响因素分析

进一步分析发现，不同岗位类型（$\chi^2 = 24.767$，$p = 0.016$）的医疗保障专业教师的工作成就感存在显著性差异，见表9-6。

表9-6　医疗保障专业教师工作成就感的单因素分析

人口社会学特征		人数/人	χ^2	p 值
性别	男	85	6.934	0.139
	女	148		
年龄	30岁及以下	21	16.296	0.178
	31~40岁	112		
	41~50岁	80		
	51岁及以上	20		
最高学历	本科及以下	7	5.065	0.751
	硕士	121		
	博士	105		
职称	初级	21	8.910	0.711
	中级	109		
	副高级	72		
	正高级	31		

续表

人口社会学特征		人数/人	χ^2	p 值
婚姻状态	单身	29	3.205	0.921
	已婚	196		
	离异	8		
	丧偶	0		
工作年限	5 年及以下	80	8.835	0.717
	6～10 年	46		
	11～20 年	82		
	20 年以上	25		
是否有出国留学或访学研修经历	是	76	2.951	0.566
	否	157		
是否为医疗保障专业负责人	是	34	1.496	0.827
	否	199		
岗位类型	教师岗	203	24.767	0.016*
	行政岗	5		
	双肩挑	19		
	其他	6		
是否为研究生导师	是	67	6.160	0.188
	否	166		
是否获得高层次人才称号	是	58	8.946	0.062
	否	175		
2020 年税前年总收入	小于 3.6 万元	0	22.533	0.127
	3.6 万～14 万元	145		
	14.1 万～30 万元	75		
	30.1 万～42 万元	8		
	42.1 万～66 万元	4		
	66.1 万～96 万元	1		
	大于 96 万元	0		
年均科研经费	≤1 万元	115	6.197	0.185
	>1 万元	113		

*表示 $p < 0.05$

为深入了解医疗保障专业教师工作成就感的影响因素，笔者以调查问卷中"您是否感到工作带来的成就感？"的回答结果为因变量，以医疗保障专业教师的性别、年龄、最高学历、职称、婚姻状态等共计 13 个变量为自变量，进行多元有序 logistic 回归，模型的拟合优度良好，见表 9-7。

表 9-7　多元 logistic 回归变量赋值表（二）

变量		赋值
Y_7 您是否感到工作带来的成就感		1 = 从未有过, 2 = 基本没有, 3 = 一般, 4 = 偶尔, 5 = 经常
X_1 性别		1 = 男, 2 = 女
X_2 年龄		1 = 51 岁及以上, 2 = 41～50 岁, 3 = 31～40 岁, 4 = 30 岁及以下
X_3 最高学历		1 = 博士, 2 = 硕士, 3 = 本科及以下
X_4 职称		1 = 正高级, 2 = 副高级, 3 = 中级, 4 = 初级
X_5 婚姻状态	是否单身	1 = 是, 2 = 否
	是否已婚	1 = 是, 2 = 否
	是否离异	1 = 是, 2 = 否
X_6 从事医疗保障专业教育的工作年限		1 = 20 年以上, 2 = 11～20 年, 3 = 6～10 年, 4 = 5 年及以下
X_7 是否有出国留学或访学研修经历		1 = 是, 2 = 否
X_8 是否为医疗保障专业负责人		1 = 是, 2 = 否
X_9 岗位类型	是否教师岗	1 = 是, 2 = 否
	是否行政岗	1 = 是, 2 = 否
	是否双肩挑	1 = 是, 2 = 否
X_{10} 2020 年税前年总收入		1 = 大于 96 万元, 2 = 66.1 万～96 万元, 3 = 42.1 万～66 万元, 4 = 30.1 万～42 万元, 5 = 14.1 万～30 万元, 6 = 3.6 万～14 万元, 7 = 小于 3.6 万元
X_{11} 研究生导师情况	是否为硕士研究生导师	1 = 是, 2 = 否
	是否为博士研究生导师	1 = 是, 2 = 否
X_{12} 是否获得过校级及以上高层次人才称号		0 = 否（未获得过）, 1 = 是（校级、省级、国家级）
X_{13} 年均科研经费		1 = ≥20.1 万元, 2 = 10.1 万～20 万元, 3 = 1.1 万～10 万元, 4 = ≤1 万元

多元有序 logistic 回归结果显示：①性别对工作成就感具有显著性影响（$p = 0.005$），当以女教师为参照类别时，男教师感受到的工作成就感趋于"从未有过"的可能性是女教师的 0.450 倍；②最高学历对教师的工作成就感具有显著性影响（$p = 0.011$），当以最高学历为博士的教师群体为参照类别时，最高学历为硕士的教师感受到的工作成就感趋于"从未有过"的可能性是最高学历为博士的教师的 2.264 倍；③岗位类型对教师工作成就感具有显著性影响（$p = 0.021$），当以非双肩挑的教师群体为参照类别时，双肩挑教师感受到的工作成就感趋于"从未有过"的可能性是非双肩挑教师的 10.655 倍；④年均科研经费对工作成就感具有显著性影响（$p = 0.037$，$p = 0.008$），当以年均科研经费 ≥20.1 万元的教师群体为参照类别时，年均科研经费≤1 万元的教师感受到的工作成就感趋于"从未有过"的可能性是年均科研经费≥20.1 万元的教师的 0.174 倍，年均科研经费 10.1 万～20 万元的教师感受到的工作成就感趋于"从未有过"的可能性是年均科研经费≥20.1 万元的教师的 0.082 倍。由此可见，男性、最高学历为博士、非双肩挑、年均科研经费≤1 万元与 10.1 万～20 万元区间的教师感受到的工作成就感更强烈，见表 9-8。

表 9-8　医疗保障专业教师工作成就感的多因素分析

变量名称	B	SE	Wald χ^2	df	Sig.	Exp（B）	95% CI	
							下限	上限
性别（女为参照）								
男	−0.798	0.286	7.798	1	0.005**	0.450	−1.359	−0.238
年龄（周岁）（51 岁及以上为参照）								
30 岁及以下	1.469	0.906	2.627	1	0.105	4.345	−0.307	3.245
31～40 岁	0.172	0.650	0.070	1	0.792	1.188	−1.103	1.446
41～50 岁	0.362	0.584	0.385	1	0.535	1.436	−0.782	1.506
最高学历（博士为参照）								
本科及以下	1.518	0.838	3.285	1	0.070	4.563	−0.124	3.160
硕士	0.817	0.321	6.477	1	0.011*	2.264	0.188	1.446
职称（正高级为参照）								
初级	−1.604	0.944	2.892	1	0.089	0.201	−3.454	0.245
中级	−0.737	0.703	1.101	1	0.294	0.479	−2.114	0.640
副高级	−0.517	0.570	0.824	1	0.364	0.596	−1.634	0.599

续表

变量名称	B	SE	Wald χ^2	df	Sig.	Exp（B）	95% CI	
							下限	上限
婚姻状态								
是否单身（"否"为参照）	0.237	0.853	0.077	1	0.781	1.267	−1.434	1.908
是否已婚（"否"为参照）	0.223	0.747	0.089	1	0.765	1.250	−1.241	1.686
从事医疗保障专业教育的工作年限（20 年以上为参照）								
5 年及以下	0.581	0.645	0.810	1	0.368	1.788	−0.684	1.845
6～10 年	0.066	0.625	0.011	1	0.916	1.068	−1.159	1.291
11～20 年	0.126	0.555	0.052	1	0.820	1.134	−0.961	1.213
是否有出国留学或访学研修经历（"否"为参照）								
是	−0.175	0.300	0.342	1	0.559	0.839	−0.763	0.412
是否为医疗保障专业负责人（"否"为参照）								
是	−0.647	0.447	2.097	1	0.148	0.524	−1.523	0.229
岗位类型								
是否为教师岗（"否"为参照）	1.198	0.853	1.974	1	0.160	3.313	−0.473	2.869
是否为行政岗（"否"为参照）	0.153	1.260	0.015	1	0.903	1.165	−2.316	2.622
是否为双肩挑（"否"为参照）	2.366	1.027	5.306	1	0.021[*]	10.655	0.353	4.379
2020 年税前年总收入（42.1 万～66 万元为参照）								
3.6 万～14 万元	0.253	1.170	0.047	1	0.829	1.288	−2.041	2.546
14.1 万～30 万元	0.460	1.163	0.156	1	0.692	1.584	−1.819	2.739
30.1 万～42 万元	2.265	1.441	2.469	1	0.116	9.631	−0.560	5.090
研究生导师情况（"否"为参照）								
是否为硕士研究生导师（"否"为参照）	0.091	0.461	0.039	1	0.844	1.095	−0.812	0.994
是否为博士研究生导师（"否"为参照）	−0.471	0.998	0.223	1	0.637	0.624	−2.427	1.485

续表

变量名称	B	SE	Wald χ^2	df	Sig.	Exp（B）	95% CI	
							下限	上限
是否获得过校级及以上高层次人才称号（"否"为参照）								
是	0.318	0.351	0.823	1	0.364	1.374	−0.370	1.006
年均科研经费（≥20.1 万元为参照）								
≤1 万元	−1.749	0.837	4.369	1	0.037*	0.174	−3.390	−0.109
1.1 万~10 万元	−0.902	0.777	1.346	1	0.246	0.406	−2.426	0.622
10.1 万~20 万元	−2.502	0.936	7.146	1	0.008**	0.082	−4.337	−0.668

注：拟合度检验 $\chi^2 = 44.707$，自由度 = 28，模型具有统计学意义 $p = 0.024$，考克斯-斯奈尔 $R^2 = 0.178$，内戈尔科 $R^2 = 0.194$

*表示 $p < 0.05$，**表示 $p < 0.01$

9.3　医疗保障专业教师的职业自豪感

9.3.1　职业自豪感基本情况

调查结果显示，在 233 名医疗保障专业教师中，66 人（占 28.3%）"经常"为自己的工作感到自豪，82 人（占 35.2%）"偶尔"为自己的工作感到自豪，79 人（占 33.9%）认为工作带来的自豪感"一般"，3 人（占 1.3%）"基本没有"为自己的工作而感到自豪，3 人（占 1.3%）"从未有过"为自己的工作感到自豪，见图 9-3。

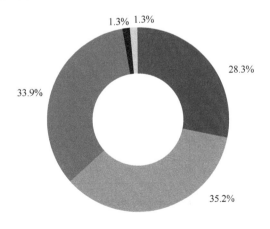

图 9-3　医疗保障专业教师的工作自豪感情况

调查结果显示，在 233 名医疗保障专业教师中，男性中有 5.9%认为"从未有过"或"基本没有"工作自豪感，女性教师中这一比例仅为 0.7%。和其他年龄段相比，31～40 岁的教师中认为"从未有过"或"基本没有"工作自豪感的占比最高（3.6%）。同时，职称为中级的教师中认为"从未有过"或"基本没有"工作自豪感的占比最高（4.6%），婚姻状态为离异的教师中认为"从未有过"或"基本没有"工作自豪感的占比最高（12.5%）。相比没有担任医疗保障专业负责人的教师，担任医疗保障专业负责人的教师中认为"从未有过"或"基本没有"工作自豪感的占比最高（2.9%）。硕士研究生导师中认为"从未有过"或"基本没有"工作自豪感的占比最高（3.6%），年均科研经费为 10.1 万～20 万元的教师认为"从未有过"或"基本没有"工作自豪感的占比最高（15.4%），见表 9-9。

表 9-9　医疗保障专业教师的工作自豪感情况

人口社会学特征		从未有过		基本没有		一般		偶尔		经常	
		人数/人	占比	人数/人	占比	人数/人	占比	人数/人	占比	人数/人	占比
性别	男	3	3.5%	2	2.4%	33	38.8%	27	31.8%	20	23.5%
	女	0	0	1	0.7%	46	31.1%	55	37.2%	46	31.1%
年龄	30 岁及以下	0	0	0	0	3	14.3%	9	42.9%	9	42.9%
	31～40 岁	1	0.9%	3	2.7%	44	39.3%	43	38.4%	21	18.8%
	41～50 岁	2	2.5%	0	0	25	31.3%	24	30.0%	29	36.3%
	51 岁及以上	0	0	0	0	7	35.0%	6	30.0%	7	35.0%
最高学历	本科及以下	0	0	0	0	3	42.9%	1	14.3%	3	42.9%
	硕士	1	0.8%	1	0.8%	40	33.1%	44	36.4%	35	28.9%
	博士	2	1.9%	2	1.9%	36	34.3%	37	35.2%	28	26.7%
最高学历毕业学校	国外高校	0	0	0	0	7	43.8%	4	25.0%	5	31.3%
	原"985"高校	2	2.5%	1	1.2%	30	37.0%	25	30.9%	23	28.4%
	原"211"高校	0	0	1	1.4%	25	36.2%	24	34.8%	19	27.5%
	"双一流"高校	0	0	0	0	23	40.4%	21	36.8%	13	22.8%
	综合性大学	0	0	2	3.4%	24	40.7%	19	32.2%	14	23.7%
	单科性院校	1	1.9%	0	0	13	24.1%	19	35.2%	21	38.9%
职称	初级	0	0	0	0	8	38.1%	8	38.1%	5	23.8%
	中级	3	2.8%	2	1.8%	37	33.9%	43	39.4%	24	22.0%
	副高级	0	0	1	1.4%	25	34.7%	19	26.4%	27	37.5%

续表

人口社会学特征		从未有过		基本没有		一般		偶尔		经常	
		人数/人	占比	人数/人	占比	人数/人	占比	人数/人	占比	人数/人	占比
职称	正高级	0	0	0	0	9	29.0%	12	38.7%	10	32.3%
婚姻状态	单身	0	0	0	0	12	41.4%	9	31.0%	8	27.6%
	已婚	2	1.0%	3	1.5%	65	33.2%	70	35.7%	56	28.6%
	离异	1	12.5%	0	0	2	25.0%	3	37.5%	2	25.0%
工作年限	5 年及以下	1	1.3%	2	2.5%	26	32.5%	29	36.3%	22	27.5%
	6~10 年	1	2.2%	1	2.2%	17	37.0%	17	37.0%	10	21.7%
	11~20 年	0	0	0	0	28	34.1%	29	35.4%	25	30.5%
	20 年以上	1	4.0%	0	0	8	32.0%	7	28.0%	9	36.0%
是否有出国留学或访学研修经历	是	2	2.6%	0	0	28	36.8%	25	32.9%	21	27.6%
	否	1	0.6%	3	1.9%	51	32.5%	57	36.3%	45	28.7%
是否为医疗保障专业负责人	是	0	0	1	2.9%	9	26.5%	12	35.3%	12	35.3%
	否	3	1.5%	2	1.0%	70	35.2%	70	35.2%	54	27.1%
岗位类型	教师岗	3	1.5%	2	1.0%	70	34.5%	74	36.5%	54	26.6%
	行政岗	0	0	1	20.0%	1	20.0%	3	60.0%	0	0
	双肩挑	0	0	0	0	5	26.3%	4	21.1%	10	52.6%
	其他	0	0	0	0	3	50.0%	1	16.7%	2	33.3%
是否为研究生导师	硕士研究生导师	1	1.8%	1	1.8%	16	28.6%	16	28.6%	22	39.3%
	博士研究生导师	0	0	0	0	4	36.4%	5	45.5%	2	18.2%
	都不是	2	1.2%	2	1.2%	59	35.5%	61	36.7%	42	25.3%
是否获得高层次人才称号	是	0	0	1	1.7%	17	29.3%	17	29.3%	23	39.7%
	否	3	1.7%	2	1.1%	62	35.4%	65	37.1%	43	24.6%
2020 年税前年总收入	3.6 万~14 万元	2	1.4%	2	1.4%	53	36.6%	55	37.9%	33	22.8%
	14.1 万~30 万元	1	1.3%	1	1.3%	23	30.7%	23	30.7%	27	36.0%
	30.1 万~42 万元	0	0	0	0	1	12.5%	2	25.0%	5	62.5%

续表

人口社会学特征		从未有过		基本没有		一般		偶尔		经常	
		人数/人	占比	人数/人	占比	人数/人	占比	人数/人	占比	人数/人	占比
2020年税前年总收入	42.1万~66万元	0	0	0	0	2	50.0%	2	50.0%	0	0
	66.1万~96万元	0	0	0	0	0	0	0	0	1	100%
年均科研经费	≤1万元	2	1.7%	1	0.9%	44	38.3%	41	35.7%	27	23.5%
	1.1万~10万元	0	0	1	1.1%	28	30.8%	34	37.4%	28	30.8%
	10.1万~20万元	1	7.7%	1	7.7%	5	38.5%	3	23.1%	3	23.1%
	≥20.1万元	0	0	0	0	2	22.2%	3	33.3%	4	44.4%

注：合计不为100%是四舍五入修约所致

9.3.2 职业自豪感影响因素分析

在进一步分析不同人口社会学特征的医疗保障专业教师的职业自豪感差异时发现，不同岗位类型（$\chi^2 = 23.869$，$p = 0.021$）的医疗保障专业教师职业自豪感存在显著性差异，见表9-10。

表9-10 医疗保障专业教师工作自豪感的单因素分析

人口社会学特征		人数/人	χ^2	p值
性别	男	85	8.892	0.064
	女	148		
年龄	30岁及以下	21	17.053	0.148
	31~40岁	112		
	41~50岁	80		
	51岁及以上	20		
最高学历	本科及以下	7	2.953	0.937
	硕士	121		
	博士	105		
职称	初级	21	10.979	0.531
	中级	109		
	副高级	72		
	正高级	31		

续表

人口社会学特征		人数/人	χ^2	p 值
婚姻状态	单身	29	9.767	0.282
	已婚	196		
	离异	8		
	丧偶	0		
工作年限	5 年及以下	80	7.352	0.834
	6~10 年	46		
	11~20 年	82		
	20 年以上	25		
是否有出国留学或访学研修经历	是	76	3.510	0.476
	否	157		
是否为医疗保障专业负责人	是	34	2.690	0.611
	否	199		
岗位类型	教师岗	203	23.869	0.021*
	行政岗	5		
	双肩挑	19		
	其他	6		
是否为研究生导师	是	67	2.778	0.596
	否	166		
是否获得高层次人才称号	是	58	5.848	0.211
	否	175		
2020 年税前年总收入	小于 3.6 万元	0	13.587	0.629
	3.6 万~14 万元	145		
	14.1 万~30 万元	75		
	30.1 万~42 万元	8		
	42.1 万~66 万元	4		
	66.1 万~96 万元	1		
	大于 96 万元	0		
年均科研经费	≤1 万元	115	2.719	0.606
	>1 万元	113		

*表示 $p < 0.05$

为深入了解医疗保障专业教师职业自豪感的影响因素，笔者以调查问卷中

"您是否为您的工作感到自豪？"的回答结果为因变量，以医疗保障专业教师的性别、年龄、最高学历、职称、婚姻状态等共计 13 个变量为自变量，进行多元有序 logistic 回归分析，模型的拟合优度良好，见表 9-11。

表 9-11　多元 logistic 回归变量赋值表（三）

变量		赋值
Y_8 您是否为您的工作感到自豪		1 = 从未有过，2 = 基本没有，3 = 一般，4 = 偶尔，5 = 经常
X_1 性别		1 = 男，2 = 女
X_2 年龄		1 = 51 岁及以上，2 = 41～50 岁，3 = 31～40 岁，4 = 30 岁及以下
X_3 最高学历		1 = 博士，2 = 硕士，3 = 本科及以下
X_4 职称		1 = 正高级，2 = 副高级，3 = 中级，4 = 初级
X_5 婚姻状态	是否单身	1 = 是，2 = 否
	是否已婚	1 = 是，2 = 否
	是否离异	1 = 是，2 = 否
X_6 从事医疗保障专业教育的工作年限		1 = 20 年以上，2 = 11～20 年，3 = 6～10 年，4 = 5 年及以下
X_7 是否有出国留学或访学研修经历		1 = 是，2 = 否
X_8 是否为医疗保障专业负责人		1 = 是，2 = 否
X_9 岗位类型	是否教师岗	1 = 是，2 = 否
	是否行政岗	1 = 是，2 = 否
	是否双肩挑	1 = 是，2 = 否
X_{10} 2020 年税前年总收入		1 = 大于 96 万元，2 = 66.1 万～96 万元，3 = 42.1 万～66 万元，4 = 30.1 万～42 万元，5 = 14.1 万～30 万元，6 = 3.6 万～14 万元，7 = 小于 3.6 万元
X_{11} 研究生导师情况	是否为硕士研究生导师	1 = 是，2 = 否
	是否为博士研究生导师	1 = 是，2 = 否
X_{12} 是否获得过校级及以上高层次人才称号		0 = 否（未获得过），1 = 是（校级、省级、国家级）
X_{13} 年均科研经费		1 = ≥20.1 万元，2 = 10.1 万～20 万元，3 = 1.1 万～10 万元，4 = ≤1 万元

多元有序 logistic 回归分析结果显示：①性别对职业自豪感具有显著性影

响（$p = 0.002$），当以女教师为参照类别时，男教师感受到的职业自豪感趋于"从未有过"的可能性是女教师的 0.413 倍；②岗位类型对职业自豪感具有显著性影响（$p = 0.011$），当以非双肩挑的教师群体为参照类别时，双肩挑教师感受到的职业自豪感趋于"从未有过"的可能性是非双肩挑教师的 14.969倍；③2020 年税前年总收入对职业自豪感具有显著性影响（$p = 0.032$），当以税前年总收入为 42.1 万～66 万元的教师群体为参照类别时，税前年总收入为30.1 万～42 万元的教师感受到的职业自豪感趋于"从未有过"的可能性是税前年总收入为 42.1 万～66 万元的教师的 24.508 倍；④年均科研经费对职业自豪感具有显著性影响（$p = 0.009$），当以年均科研经费≥20.1 万元的教师群体为参照类别时，年均科研经费 10.1 万～20 万元的教师感受到的职业自豪感趋于"从未有过"的可能性是年均科研经费≥20.1 万元的教师的 0.083 倍。由此可见，男性、非双肩挑、税前年收入为 42.1 万～66 万元、年均科研经费 10.1 万～20 万元的教师的职业自豪感更强烈，见表 9-12。

表 9-12　医疗保障专业教师职业自豪感的多因素分析

变量名称	B	SE	Wald χ^2	df	Sig.	Exp（B）	95% CI	
							下限	上限
性别（女为参照）								
男	−0.885	0.290	9.339	1	0.002**	0.413	−1.452	−0.317
年龄（周岁）（51 岁及以上为参照）								
30 岁及以下	1.663	0.935	3.169	1	0.075	5.275	−0.168	3.495
31～40 岁	−0.334	0.656	0.259	1	0.611	0.716	−1.619	0.952
41～50 岁	0.243	0.589	0.171	1	0.679	1.275	−0.911	1.397
最高学历（博士为参照）								
本科及以下	0.597	0.844	0.500	1	0.480	1.817	−1.057	2.251
硕士	0.538	0.321	2.807	1	0.094	1.713	−0.091	1.167
职称（正高级为参照）								
初级	−1.466	0.976	2.253	1	0.133	0.231	−3.379	0.448
中级	−0.259	0.717	0.131	1	0.718	0.772	−1.665	1.146
副高级	−0.080	0.582	0.019	1	0.891	0.923	−1.220	1.060
婚姻状态								

续表

变量名称	B	SE	Wald χ^2	df	Sig.	Exp（B）	95% CI	
							下限	上限
是否单身（"否"为参照）	0.583	0.882	0.438	1	0.508	1.791	−1.145	2.312
是否已婚（"否"为参照）	0.983	0.775	1.606	1	0.205	2.672	−0.537	2.502
从事医疗保障专业教育的工作年限（20 年以上为参照）								
5 年及以下	0.561	0.653	0.738	1	0.390	1.752	−0.719	1.841
6～10 年	0.126	0.633	0.039	1	0.843	1.134	−1.116	1.367
11～20 年	0.305	0.564	0.293	1	0.589	1.357	−0.800	1.411
是否有出国留学或访学研修经历（"否"为参照）								
是	−0.464	0.304	2.320	1	0.128	0.629	−1.060	0.133
是否为医疗保障专业负责人（"否"为参照）								
是	−0.425	0.450	0.894	1	0.344	0.654	−1.307	0.456
岗位类型								
是否为教师岗（"否"为参照）	1.719	0.890	3.730	1	0.053	5.579	−0.026	3.463
是否为行政岗（"否"为参照）	0.511	1.321	0.150	1	0.699	1.667	−2.077	3.100
是否为双肩挑（"否"为参照）	2.706	1.068	6.420	1	0.011*	14.969	0.613	4.799
2020 年税前年总收入（42.1 万～66 万元为参照）								
3.6 万～14 万元	0.901	1.207	0.557	1	0.455	2.462	−1.465	3.267
14.1 万～30 万元	1.335	1.201	1.234	1	0.267	3.800	−1.020	3.689
30.1 万～42 万元	3.199	1.490	4.610	1	0.032*	24.508	0.279	6.120
研究生导师情况								
是否为硕士研究生导师（"否"为参照）	0.176	0.466	0.142	1	0.706	1.192	−0.737	1.089
是否为博士研究生导师（"否"为参照）	−0.320	1.023	0.098	1	0.754	0.726	−2.326	1.685

续表

变量名称	B	SE	Wald χ^2	df	Sig.	Exp（B）	95% CI	
							下限	上限
是否获得过校级及以上高层次人才称号（"否"为参照）								
是	0.270	0.353	0.585	1	0.445	1.310	−0.422	0.963
年均科研经费（≥20.1 万元为参照）								
≤1 万元	−1.186	0.838	2.005	1	0.157	0.305	−2.828	0.456
1.1 万元～10 万元	−0.546	0.783	0.486	1	0.486	0.579	−2.080	0.988
10.1 万元～20 万元	−2.491	0.956	6.793	1	0.009**	0.083	−4.364	−0.618

注：拟合度检验 $\chi^2 = 51.032$，自由度 = 28，模型具有统计学意义 $p = 0.005$，考克斯-斯奈尔 $R^2 = 0.201$，内戈尔科 $R^2 = 0.220$

*表示 $p < 0.05$，**表示 $p < 0.01$

9.4　医疗保障专业教师的职业倦怠感

9.4.1　职业倦怠感基本情况

调查结果显示，在 233 名医疗保障专业教师中，除 13 人（占 5.6%）在日常工作中"从未感到倦怠"外，其余 220 人（占 94.4%）均在日常工作中感受到不同类型的倦怠感。在这 220 人中，145 人（占 65.9%）反映自己在日常工作中"时常感到精疲力竭"，94 人（占 42.7%）反映自己在日常工作中"经常会有挫败感"，66 人（占 30.0%）反映自己的"工作激情几乎耗尽"，5 人（占 2.3%）反映"学生常把问题归咎于我"，29 人（占 13.2%）反映自己在日常工作中还有诸如"时间不够用""偶尔有挫败感或疲劳""人际关系复杂"等感受，见图 9-4。

调查结果显示，在 233 名医疗保障专业教师中，超过 50% 的医疗保障专业教师"时常感到精疲力竭"，其中男性、31～40 岁、初级职称、离异、工作年限为 6～10 年、博士研究生导师中"时常感到精疲力竭"者占比更高。同时，男性、最高学历毕业于国外高校、正高级职称、离异、担任医疗保障专业负责人、行政岗的教师感到"工作激情几乎耗尽"的占比高于女性、最高学历毕业于国内高校、副高级及以下职称、单身或已婚、不担任医疗保障专业负责人、非行政岗的教师。此外，超过 25% 的医疗保障专业教师"经常会有挫败感"。值得注意的是，最高学历毕业于单科性院校的教师均感到"经常会有挫败感"（100.0%）。

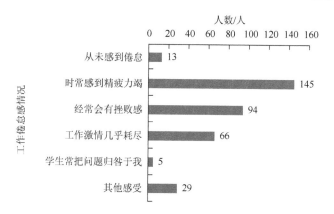

图 9-4 医疗保障专业教师的工作倦怠感情况

岗位为行政岗的教师感到"工作激情几乎耗尽"的占比最高（80%），2020年税前年总收入为42.1万～66万元的教师感到"工作激情几乎耗尽"和"时常感到精疲力竭"的占比最高（均为50.0%），见表9-13。

表 9-13 医疗保障专业教师的职业倦怠感情况

人口社会学特征		工作激情几乎耗尽		时常感到精疲力竭		经常会有挫败感		学生常把问题归咎于我		其他感受	
		人数/人	占比	人数/人	占比	人数/人	占比	人数/人	占比	人数/人	占比
性别	男	29	34.1%	57	67.1%	41	48.2%	2	2.4%	11	12.9%
	女	37	25.0%	88	59.5%	53	35.8%	3	2.0%	31	20.9%
年龄	30 岁及以下	2	9.5%	14	66.7%	10	47.6%	0	0	3	14.3%
	31～40 岁	33	29.5%	78	69.6%	44	39.3%	4	3.6%	15	13.4%
	41～50 岁	26	32.5%	42	52.5%	32	40.0%	1	1.3%	20	25.0%
	51 岁及以上	5	25.0%	11	55.0%	8	40.0%	0	0	4	20.0%
最高学历	本科及以下	1	14.3%	4	57.1%	3	42.9%	0	0	1	14.3%
	硕士	35	28.9%	76	62.8%	54	44.6%	3	2.5%	20	16.5%
	博士	30	28.6%	65	61.9%	37	35.2%	2	1.9%	21	20.0%
最高学历毕业学校	国外高校	6	37.5%	14	87.5%	5	31.3%	2	12.5%	1	6.3%
	原"985"高校	20	24.7%	48	59.3%	27	33.3%	3	3.7%	18	22.2%
	原"211"高校	20	29.0%	48	69.6%	33	47.8%	1	1.4%	9	13.0%
	"双一流"高校	14	24.6%	38	66.7%	23	40.4%	2	3.5%	8	14.0%

续表

人口社会学特征		工作激情几乎耗尽		时常感到精疲力竭		经常会有挫败感		学生常把问题归咎于我		其他感受	
		人数/人	占比	人数/人	占比	人数/人	占比	人数/人	占比	人数/人	占比
最高学历毕业学校	综合性大学	16	27.1%	38	64.4%	24	40.7%	1	1.7%	8	13.6%
	单科性院校	16	29.6%	32	59.3%	54	100%	0	0	9	16.7%
职称	初级	2	9.5%	15	71.4%	11	52.4%	0	0	3	14.3%
	中级	28	25.7%	64	58.7%	45	41.3%	5	4.6%	20	18.3%
	副高级	22	30.6%	46	63.9%	25	34.7%	0	0	15	20.8%
	正高级	14	45.2%	20	64.5%	13	41.9%	0	0	4	12.9%
婚姻状态	单身	5	17.2%	19	65.5%	13	44.8%	2	6.9%	5	17.2%
	已婚	58	29.6%	120	61.2%	79	40.3%	3	1.5%	36	18.4%
	离异	3	37.5%	6	75.0%	2	25.0%	0	0	1	12.5%
工作年限	5年及以下	17	21.3%	49	61.3%	32	40.0%	3	3.8%	17	21.3%
	6~10年	17	37.0%	36	78.3%	18	39.1%	1	2.2%	6	13.0%
	11~20年	27	32.9%	44	53.7%	37	45.1%	1	1.2%	14	17.1%
	20年以上	5	20.0%	16	64.0%	7	28.0%	0	0	5	20.0%
是否有出国留学或访学研修经历	是	23	30.3%	49	64.5%	25	32.9%	3	3.9%	12	15.8%
	否	43	27.4%	96	61.1%	69	43.9%	2	1.3%	30	19.1%
是否为医疗保障专业负责人	是	13	38.2%	21	61.8%	16	47.1%	0	0	5	14.7%
	否	53	26.6%	124	62.3%	78	39.2%	5	2.5%	37	18.6%
岗位类型	教师岗	57	28.1%	127	62.6%	83	40.9%	5	2.5%	37	18.2%
	行政岗	4	80.0%	2	40.0%	3	60.0%	0	0	0	0
	双肩挑	5	26.3%	14	73.7%	7	36.8%	0	0	2	10.5%
	其他	0	0	2	33.3%	1	16.7%	0	0	3	50.0%
是否为研究生导师	硕士研究生导师	19	33.9%	38	67.9%	17	30.4%	0	0	9	16.1%
	博士研究生导师	4	36.4%	10	90.9%	5	45.5%	0	0	1	9.1%
	都不是	43	25.9%	97	58.4%	72	43.4%	5	3.0%	32	19.3%
是否获得高层次人才称号	是	4	6.9%	26	44.8%	20	34.5%	1	1.7%	7	12.1%
	否	52	29.7%	102	58.3%	14	8.0%	4	2.3%	3	1.7%
2020年税前年总收入	3.6万~14万元	36	24.8%	90	62.1%	61	42.1%	5	3.4%	29	20.0%

续表

人口社会学特征		工作激情几乎耗尽		时常感到精疲力竭		经常会有挫败感		学生常把问题归咎于我		其他感受	
		人数/人	占比	人数/人	占比	人数/人	占比	人数/人	占比	人数/人	占比
2020年税前年总收入	14.1万~30万元	26	34.7%	47	62.7%	28	37.3%	0	0	10	13.3%
	30.1万~42万元	2	25.0%	6	75.0%	4	50.0%	0	0	1	12.5%
	42.1万~66万元	2	50.0%	2	50.0%	1	25.0%	0	0	1	25.0%
	66.1万~96万元	0	0	0	0	0	0	0	0	1	100%
年均科研经费	≤1万元	30	26.1%	65	56.5%	55	47.8%	5	4.3%	22	19.1%
	1.1万~10万元	29	31.9%	59	64.8%	28	30.8%	0	0	15	16.5%
	10.1万~20万元	3	23.1%	11	84.6%	5	38.5%	0	0	1	7.7%
	≥20.1万元	2	22.2%	7	77.8%	3	33.3%	0	0	2	22.2%

注：合计不为100%是四舍五入修约所致

9.4.2　职业倦怠感影响因素分析

为深入了解医疗保障专业教师职业倦怠感的影响因素，笔者将调查问卷中涉及职业倦怠感的三个问题（问题1：日常工作中，您是否会感觉到工作激情几乎耗尽了？问题2：日常工作中，您是否会时常感到精疲力竭？问题3：您是否经常会有挫败感？）进行单因素和二元logistic回归分析，见表9-14。

表9-14　二元logistic回归变量赋值表

变量	赋值
Y_{10} 日常工作中，您是否会感觉到工作激情几乎耗尽了	0=否，1=是
Y_{11} 日常工作中，您是否会时常感到精疲力竭	0=否，1=是
Y_{12} 您是否经常会有挫败感	0=否，1=是
X_1 性别	0=男，1=女
X_2 年龄	0=30岁及以下，1=31~40岁，2=41~50岁，3=51岁及以上
X_3 最高学历	0=本科及以下，1=硕士，2=博士

变量	赋值
X_4 职称	0 = 初级，1 = 中级，2 = 副高级，3 = 正高级
X_5 婚姻状态	0 = 未婚，1 = 已婚（离异、丧偶）
X_6 从事医疗保障专业教育的工作年限	0 = 5 年及以下，1 = 6～10 年，2 = 11～20 年，3 = 20 年以上
X_7 是否有出国留学或访学研修经历	0 = 否，1 = 是
X_8 是否为医疗保障专业负责人	0 = 否，1 = 是
X_9 岗位类型	0 = 其他岗位（行政岗、双肩挑），1 = 教师岗
X_{10} 2020 年税前年总收入	0 = 小于 3.6 万元，1 = 3.6 万～14 万元，2 = 14.1 万～30 万元，3 = 30.1 万～42 万元，4 = 42.1 万～66 万元，5 = 66.1 万～96 万元，6 = 大于 96 万元
X_{11} 是否为研究生导师	0 = 否，1 = 是（硕士研究生导师、博士研究生导师）
X_{12} 是否获得过校级及以上高层次人才称号	0 = 否（未获得过），1 = 是（校级、省级、国家级）
X_{13} 年均科研经费	0 = ≤1 万元，1 = ≥1 万元（1.1 万～10 万元、10.1 万～20 万元、≥20.1 万元）

（1）问题 1：日常工作中，您是否会感觉到工作激情几乎耗尽了？

研究发现，"日常工作中，您是否会感觉到工作激情几乎耗尽了？"这一问题的回答在不同职称（$\chi^2 = 8.534, p = 0.036$）、不同岗位类型（$\chi^2 = 8.991, p = 0.029$）的医疗保障专业教师之间存在显著性差异，见表 9-15。

表 9-15 医疗保障专业教师对职业倦怠感问题 1 回答的单因素分析

人口社会学特征		人数/人	χ^2	p 值
性别	男	85	2.211	0.137
	女	148		
年龄	30 岁及以下	21	4.524	0.210
	31～40 岁	112		
	41～50 岁	80		
	51 岁及以上	20		
最高学历	本科及以下	7	0.704	0.703
	硕士	121		
	博士	105		
职称	初级	21	8.534	0.036*

人口社会学特征		人数/人	χ^2	p 值
职称	中级	109	8.534	0.036*
	副高级	72		
	正高级	31		
婚姻状态	单身	29	2.241	0.326
	已婚	196		
	离异	8		
	丧偶	0		
工作年限	5 年及以下	80	5.369	0.147
	6~10 年	46		
	11~20 年	82		
	20 年以上	25		
是否有出国留学或访学研修经历	是	76	0.208	0.684
	否	157		
是否为医疗保障专业负责人	是	34	1.925	0.165
	否	199		
岗位类型	教师岗	203	8.991	0.029*
	行政岗	5		
	双肩挑	19		
	其他	6		
是否为研究生导师	是	67	1.669	0.196
	否	166		
是否获得高层次人才称号	是	58	0.667	0.414
	否	175		
2020 年税前年总收入	小于 3.6 万元	0	3.724	0.445
	3.6 万~14 万元	145		
	14.1 万~30 万元	75		
	30.1 万~42 万元	8		
	42.1 万~66 万元	4		

续表

人口社会学特征		人数/人	χ^2	p 值
2020 年税前年总收入	66.1 万～96 万元	1	3.724	0.445
	大于 96 万元	0		
年均科研经费	≤1 万元	115	0.452	0.501
	>1 万元	113		

*表示 $p<0.05$

　　研究结果显示，二元 logistic 回归模型拟合度良好。研究发现，性别对"工作激情是否几乎耗尽"的回答具有显著性影响（$p=0.023$），当以男教师为参照类别时，女教师认为"工作激情几乎耗尽"的可能性是男教师评价的 0.444 倍；职称对"工作激情几乎耗尽"的回答具有显著性影响（$p=0.005$），当以初级职称的教师群体为参照类别时，正高级职称的教师认为"工作激情几乎耗尽"的可能性是初级职称教师的 46.694 倍。由此可见，男性、正高级职称等特征的教师认为"工作激情几乎耗尽"的可能性更大，见表 9-16。

表 9-16　医疗保障专业教师对职业倦怠感问题 1 回答的多因素分析

变量名称	B	SE	Wald χ^2	df	Sig.	EXP（B）	95% CI	
							下限	上限
性别（男为参照）								
女	−0.811	0.357	5.154	1	0.023**	0.444	0.221	0.895
年龄（周岁）（30 岁及以下为参照）			2.336	3	0.506			
31～40 岁	0.501	0.988	0.257	1	0.612	1.650	0.238	11.436
41～50 岁	0.127	1.063	0.014	1	0.905	1.135	0.141	9.115
51 岁及以上	−0.742	1.310	0.321	1	0.571	0.476	0.037	6.207
最高学历（本科及以下为参照）			1.603	2	0.449			
硕士	1.211	1.219	0.986	1	0.321	3.355	0.308	36.576
博士	0.866	1.241	0.487	1	0.485	2.377	0.209	27.078
职称（初级为参照）			9.997	3	0.019*			
中级	1.117	0.977	1.305	1	0.253	3.054	0.450	20.742
副高级	2.069	1.096	3.567	1	0.059	7.917	0.925	67.776
正高级	3.844	1.353	8.068	1	0.005**	46.694	3.292	62.379

续表

变量名称	B	SE	Wald χ^2	df	Sig.	EXP（B）	95% CI	
							下限	上限
婚姻状态（未婚为参照）								
已婚	−0.041	0.621	0.004	1	0.947	0.960	0.284	3.240
从事医疗保障专业教育的工作年限（5年及以下为参照）			5.801	3	0.122			
6～10 年	0.412	0.476	0.750	1	0.387	1.510	0.594	3.839
11～20 年	0.053	0.491	0.012	1	0.914	1.055	0.403	2.759
20 年以上	−1.450	0.836	3.010	1	0.083	0.235	0.046	1.207
是否有出国留学或访学研修经历（"否"为参照）								
是	0.168	0.382	0.193	1	0.661	1.183	0.559	2.503
是否为医疗保障专业负责人（"否"为参照）								
是	0.815	0.531	2.350	1	0.125	2.258	0.797	6.398
岗位类型（其他岗位为参照）								
教师岗	0.230	0.582	0.156	1	0.693	1.258	0.402	3.937
2020 年税前年总收入（3.6 万～14 万元为参照）			2.833	2	0.243			
14.1 万～30 万元	0.530	0.395	1.802	1	0.179	1.698	0.784	3.681
30.1 万～42 万元	−0.877	1.271	0.477	1	0.490	0.416	0.034	5.018
是否为研究生导师（"否"为参照）								
是	−0.449	0.567	0.626	1	0.429	0.638	0.210	1.940
是否获得过校级及以上高层次人才称号（"否"为参照）								
是	−0.838	0.473	3.144	1	0.076	0.433	0.171	1.092
年均科研经费（≤1万元为参照）								
>1 万元	−0.400	0.429	0.871	1	0.351	0.670	0.289	1.553

注：拟合度检验 χ^2 = 33.549，自由度 = 21，考克斯-斯奈尔 R^2 = 0.139，内戈尔科 R^2 = 0.201

*表示 $p<0.05$，**表示 $p<0.01$

（2）问题 2：日常工作中，您是否会时常感到精疲力竭？

研究发现，"是否获得高层次人才称号"（$\chi^2 = 4.657$，$p = 0.031$）这一特征对医疗保障专业教师对"日常工作中，您是否会时常感到精疲力竭？"的回答存在显著性差异，见表 9-17。

表 9-17　医疗保障专业教师对职业倦怠感问题 2 回答的单因素分析

人口社会学特征		人数/人	χ^2	p 值
性别	男	85	1.327	0.249
	女	148		
年龄	30 岁及以下	21	6.462	0.091
	31~40 岁	112		
	41~50 岁	80	6.462	0.091
	51 岁及以上	20		
最高学历	本科及以下	7		
	硕士	121	0.099	0.952
	博士	105		
职称	初级	21		
	中级	109		
	副高级	72	1.482	0.686
	正高级	31		
婚姻状态	单身	29		
	已婚	196		
	离异	8	0.773	0.680
	丧偶	0		
工作年限	5 年及以下	80		
	6~10 年	46		
	11~20 年	82	7.659	0.054
	20 年以上	25		
是否有出国留学或访学研修经历	是	76	0.241	0.623
	否	157		
是否为医疗保障专业负责人	是	34	0.004	0.952
	否	199		
岗位类型	教师岗	203	4.253	0.235
	行政岗	5		

续表

人口社会学特征		人数/人	χ^2	p 值
岗位类型	双肩挑	19	4.253	0.235
	其他	6		
是否为研究生导师	是	67	3.543	0.060
	否	166		
是否获得高层次人才称号	是	58	4.657	0.031[*]
	否	175		
2020 年税前年总收入	小于 3.6 万元	0	2.465	0.651
	3.6 万～14 万元	145		
	14.1 万～30 万元	75		
	30.1 万～42 万元	8		
	42.1 万～66 万元	4		
	66.1 万～96 万元	1		
	大于 96 万元	0		
年均科研经费	≤1 万元	115	3.276	0.070
	＞1 万元	113		

*表示 $p<0.05$

研究结果显示，二元 logistic 回归模型拟合度良好。研究发现，性别对"是否会时常感到精疲力竭"的回答具有显著性影响（$p=0.041$），当以男教师群体为参照类别时，女教师认为"时常感到精疲力竭"的可能性是男教师的 0.497 倍；是否获得过高层次人才称号对"是否时常在工作中感到精疲力竭"也具有显著性影响（$p=0.026$），以未获得过校级及以上高层次人才称号的教师为参照类别时，获得过高层次人才称号的教师认为"时常感到精疲力竭"的可能性是未获得过高层次人才称号教师的 2.659 倍。由此可见，男性、获得过高层次人才称号的教师"时常感到精疲力竭"的可能性更高，见表 9-18。

表 9-18　医疗保障专业教师对职业倦怠感问题 2 回答的多因素分析

变量名称	B	SE	Wald χ^2	df	Sig.	EXP（B）	95%CI	
							下限	上限
性别（男为参照）								
女	−0.698	0.341	4.187	1	0.041[*]	0.497	0.255	0.971
年龄（周岁）（30 岁及以下为参照）			8.016	3	0.046[*]			

续表

变量名称	B	SE	Wald χ^2	df	Sig.	EXP（B）	95%CI 下限	95%CI 上限
31～40 岁	−0.042	0.742	0.003	1	0.954	0.958	0.224	4.102
41～50 岁	−1.194	0.842	2.008	1	0.156	0.303	0.058	1.580
51 岁及以上	−1.617	1.054	2.356	1	0.125	0.198	0.025	1.565
最高学历（本科及以下为参照）			0.563	2	0.755			
硕士	−0.328	0.925	0.125	1	0.723	0.721	0.118	4.415
博士	−0.552	0.946	0.341	1	0.559	0.576	0.090	3.673
职称（初级为参照）			2.463	3	0.482			
中级	−0.585	0.76	0.593	1	0.441	0.557	0.126	2.471
副高级	−0.015	0.903	0.000	1	0.987	0.985	0.168	5.779
正高级	−0.499	1.155	0.187	1	0.665	0.607	0.063	5.835
婚姻状态（未婚为参照）								
已婚	0.098	0.519	0.036	1	0.850	1.103	0.399	3.050
从事医疗保障专业教育的工作年限（5 年及以下为参照）			5.434	3	0.143			
6～10 年	0.759	0.481	2.486	1	0.115	2.136	0.831	5.490
11～20 年	−0.346	0.463	0.558	1	0.455	0.708	0.286	1.754
20 年以上	0.271	0.735	0.136	1	0.713	1.311	0.310	5.542
是否有出国留学或访学研修经历（"否"为参照）								
是	0.061	0.351	0.030	1	0.862	1.063	0.534	2.115
是否为医疗保障专业负责人（"否"为参照）								
是	−0.491	0.550	0.797	1	0.372	0.612	0.208	1.798
岗位类型（其他岗位为参照）								
教师岗	0.409	0.519	0.619	1	0.431	1.505	0.544	4.165
2020 年税前年总收入（3.6 万～14 万元为参照）			0.259	2	0.879			
14.1 万～30 万元	−0.121	0.390	0.096	1	0.757	0.886	0.413	1.903
30.1 万～42 万元	0.312	1.041	0.090	1	0.764	1.366	0.178	10.507

续表

变量名称	B	SE	Wald χ^2	df	Sig.	EXP（B）	95%CI 下限	95%CI 上限
是否为研究生导师（"否"为参照）								
是	1.037	0.567	3.345	1	0.067	2.821	0.928	8.570
是否获得过校级及以上高层次人才称号（"否"为参照）								
是	0.978	0.440	4.931	1	0.026*	2.659	1.122	6.303
年均科研经费（≤1万元为参照）								
>1万元	0.134	0.399	0.113	1	0.737	1.143	0.523	2.498

注：拟合度检验 $\chi^2 = 37.711$，自由度 $= 21$，考克斯-斯奈尔 $R^2 = 0.155$，内戈尔科 $R^2 = 0.211$

*表示 $p < 0.05$

（3）问题3：您是否经常会有挫败感？

研究发现，不同年均科研经费（$\chi^2 = 6.059$，$p = 0.014$）组别间的医疗保障专业教师对"您是否经常会有挫败感？"的回答存在显著性差异，见表9-19。

表9-19　医疗保障专业教师对职业倦怠感问题3回答的单因素分析

人口社会学特征		人数/人	χ^2	p 值
性别	男	85	3.463	0.063
	女	148		
年龄	30岁及以下	21	0.519	0.915
	31~40岁	112		
	41~50岁	80		
	51岁及以上	20		
最高学历	本科及以下	7	2.078	0.354
	硕士	121		
	博士	105		
职称	初级	21	2.282	0.516
	中级	109		
	副高级	72		
	正高级	31		

续表

人口社会学特征		人数/人	χ^2	p 值
婚姻状态	单身	29	1.025	0.599
	已婚	196		
	离异	8		
	丧偶	0		
工作年限	5 年及以下	80	2.393	0.495
	6～10 年	46		
	11～20 年	82		
	20 年以上	25		
是否有出国留学或访学研修经历	是	76	2.600	0.107
	否	157		
是否为医疗保障专业负责人	是	34	0.746	0.388
	否	199		
岗位类型	教师岗	203	2.322	0.508
	行政岗	5		
	双肩挑	19		
	其他	6		
是否为研究生导师	是	67	2.202	0.138
	否	166		
是否获得高层次人才称号	是	58	1.102	0.294
	否	175		
2020 年税前年总收入	小于 3.6 万元	0	1.839	0.765
	3.6 万～14 万元	145		
	14.1 万～30 万元	75		
	30.1 万～42 万元	8		
	42.1 万～66 万元	4		
	66.1 万～96 万元	1		
	大于 96 万元	0		
年均科研经费	≤1 万元	115	6.059	0.014*
	>1 万元	113		

*表示 $p<0.05$

研究结果显示，二元 logistic 回归模型拟合度良好。研究发现，性别对工作中"是否经常会有挫败感"具有显著性影响（$p = 0.009$），当以男教师群体为参照类别时，女教师在工作中"经常会有挫败感"的可能性是男教师评价的 0.431 倍；年均科研经费对工作中"是否经常会有挫败感"具有显著性影响（$p = 0.027$），当以年均科研经费≤1 万元的教师群体为参照类别时，年均科研经费＞1 万元的教师认为在工作中"经常会有挫败感"的可能性是年均科研经费≤1 万元的教师的 0.420 倍。由此可见，男性、年均科研经费≤1 万元的教师在工作中经常会有挫败感的可能性更高，见表 9-20。

表 9-20　医疗保障专业教师对职业倦怠感问题 3 回答的多因素分析

变量名称	B	SE	Wald χ^2	df	Sig.	EXP（B）	95% CI 下限	95% CI 上限
性别（男为参照）								
女	−0.843	0.323	6.806	1	0.009**	0.431	0.229	0.811
年龄（周岁）（30 岁及以下为参照）			0.417	3	0.937			
31～40 岁	0.111	0.715	0.024	1	0.877	1.117	0.275	4.540
41～50 岁	−0.025	0.800	0.001	1	0.975	0.975	0.203	4.676
51 岁及以上	0.365	1.016	0.129	1	0.719	1.441	0.197	10.558
最高学历（本科及以下为参照）			0.599	2	0.741			
硕士	0.641	0.904	0.503	1	0.478	1.899	0.323	11.180
博士	0.715	0.924	0.598	1	0.439	2.044	0.334	12.506
职称（初级为参照）			2.892	3	0.409			
中级	−0.689	0.671	1.057	1	0.304	0.502	0.135	1.868
副高级	−0.487	0.812	0.360	1	0.548	0.614	0.125	3.015
正高级	0.307	1.042	0.087	1	0.768	1.360	0.177	10.473
婚姻状态（未婚为参照）								
已婚	−0.070	0.505	0.019	1	0.889	0.932	0.347	2.506
从事医疗保障专业教育的工作年限（5 年及以下为参照）			4.330	3	0.228			
6～10 年	0.026	0.437	0.004	1	0.953	1.026	0.436	2.417
11～20 年	0.463	0.451	1.055	1	0.304	1.588	0.657	3.842
20 年以上	−0.788	0.740	1.132	1	0.287	0.455	0.107	1.941

续表

变量名称	B	SE	Wald χ^2	df	Sig.	EXP（B）	95% CI	
							下限	上限
是否有出国留学或访学研修经历（"否"为参照）								
是	−0.292	0.342	0.725	1	0.394	0.747	0.382	1.462
是否为医疗保障专业负责人（"否"为参照）								
是	0.704	0.509	1.912	1	0.167	2.021	0.745	5.481
岗位类型（其他岗位为参照）								
教师岗	0.648	0.523	1.535	1	0.215	1.911	0.686	5.326
2020 年税前年总收入（3.6 万～14 万元为参照）			0.411	2	0.814			
14.1 万～30 万元	0.182	0.367	0.246	1	0.620	1.199	0.585	2.460
30.1 万～42 万元	0.521	0.975	0.286	1	0.593	1.684	0.249	11.387
是否为研究生导师（"否"为参照）								
是	−0.511	0.535	0.913	1	0.339	0.600	0.210	1.712
是否获得过校级及以上高层次人才称号（"否"为参照）								
是	−0.230	0.400	0.331	1	0.565	0.795	0.363	1.739
年均科研经费（≤1 万元为参照）								
>1 万元	−0.869	0.392	4.913	1	0.027*	0.420	0.195	0.904

注：拟合度检验 $\chi^2 = 24.576$，自由度 $= 21$，考克斯-斯奈尔 $R^2 = 0.104$，内戈尔科 $R^2 = 0.140$

*表示 $p < 0.05$，**表示 $p < 0.01$

第10章 研 究 结 论

10.1 医疗保障专业师资队伍建设成效及问题

10.1.1 教师数量与结构基本合理

自 1995 年东南大学率先开设全国首届医疗保险本科专业以来，我国已逐步形成一支较为稳定的高校医疗保障专业教师队伍。2019 年教育部组织开展了普通高等学校本科专业设置和调整工作，并于 2020 年 2 月 21 日印发《教育部关于公布2019 年度普通高等学校本科专业备案和审批结果的通知》（教高函〔2020〕2 号）公布了《普通高等学校本科专业目录（2020 年版）》，增补特设新专业——管理学门类公共管理专业类医疗保险专业。2019 年以来，锦州医科大学（2019 年）、华北理工大学（2020 年）、南京医科大学（2020 年）、南京医科大学康达学院（2020 年）、山东第一医科大学（2020 年）、湖北经济学院（2020 年）、广西医科大学（2020 年）、甘肃中医药大学（2020 年）、长沙医学院（2021 年）、广东医科大学（2021 年）、贵州中医药大学（2021 年）、新疆科技学院（2021 年）、齐鲁医药学院（2021 年）共 13 所院校增设医疗保险本科专业。随着增设医疗保险本科专业的高校数量的逐步增加，从事医疗保障本科专业教育的高校教师队伍也会逐步增长。

生师比是普通高等学校基本办学条件重要指标之一。本次调查显示，截至2021 年，我国开设医疗保障本科专业的医学院校有 28 所，综合院校有 2 所，理工类和财经类各 1 所。依据教育部关于印发《普通高等学校基本办学条件指标（试行）》（教发〔2004〕2 号）的通知，医学院校的生师比合格标准为不超过 16∶1，综合院校、工科院校、财经院校的生师比合格标准为不超过 18∶1[82]。本次调查结果显示，从总体上看，我国高校开设的医疗保障本科专业的生师比情况基本满足《普通高等学校基本办学条件指标（试行）》的要求。

调查还发现，各高校医疗保障专业教师的数量差异较大，数量最多的高校有22 名，最少的只有 5 名。同时，从医疗保障专业的新教师招聘数量上看，2018～2020 年各高校医疗保障专业的新聘教师共 48 人，2018～2020 年新聘教师数量最多仅为 5 人，还有 8 所高校 2018～2020 年没有新聘医疗保障专业教师。随着我国医疗保障专业本科招生人数的持续增加（调查数据显示，2019 年新招生人数约1483 人，2020 年约 1614 人），个别学校依然存在生师比超标的风险。访谈中也了解到，部分高校医疗保障专业负责人（占 27.6%）已经开始意识到所在高校医疗保障专业教师数量不足的问题。从当前高校增设医疗保险专业的发展态势来看，未来医疗保障专业教师的需求量会比较大。

本书中医疗保障专业负责人的问卷调查结果显示，医疗保障专业教师的男女比例约为 1 : 1.37，性别比例相对均衡；从年龄结构看，大多数（76.7%）专业教师年龄为 31~50 岁，青年教师较少（仅占 8.4%）；从最高学历看，绝大多数教师（97.60%）最高学历为博士或硕士。针对医疗保障专业教师的调查问卷结果显示，超过 1/3 专业教师的最高学历毕业于原"985"和原"211"或"双一流"高校，可见医疗保障专业教师学历水平整体较高。此外，调查还发现，我国医疗保障专业教师的最高学历的学科背景主要是管理学、经济学、医学，这与目前医疗保障专业"医学 + 保险 + 管理"三大主流教学模块的基本相符。从境外研修经历来看，仅有不超过 1/5 的医疗保障专业教师有出国研修或访学经历，80%以上的医疗保障专业负责人没有出国研修或访学经历。

总体而言，调查表明当前医疗保障专业教师的数量和师资队伍结构基本可以满足当前医疗保障本科专业教学和研究工作的需要。但是，伴随我国普通高等学校本科专业设置和调整工作，开设医疗保障本科专业的普通高等学校数量会逐步增加，开设医疗保障专业的普通高等学校在地域上的分布将逐步趋于合理，医疗保障专业教师的需求量将逐步增大，尤其是对于具有国际化视野的高层次人才。同时，具有国际化视野的医疗保障专业负责人及高层次专业发展领军人物的缺乏也是将来制约我国医疗保障专业高质量发展的瓶颈问题。

10.1.2 聘任与晋升制度有待完善

岗位聘任、职称晋升制度均是高校人事制度改革的重点内容。调查显示，超过半数（55.1%）医疗保障专业负责人认为所在高校的岗位聘任与晋升制度对医疗保障专业教师队伍结构优化的"促进作用不大"或"不能促进"教师队伍结构优化，并反映存在"教学和科研成果赋分标准不一致""专业建设和评估、专业招生宣传和实习基地建设等对职称晋升无用"等问题。调查发现，近年来随着我国高校科研实力的整体提升，高校岗位聘任及职称晋升制度对专任教师在科研和教学方面的要求逐年有所提高，同时由于高校聘任岗位数量不足、职称晋升名额太少，部分教师反映存在岗位聘任竞争激烈和职称晋升难等问题。

教学能力和科研创新都是高校师资队伍建设的重要内容，二者相辅相成。岗位聘任与晋升制度在很大程度上对高校专任教师的这些职业行为有一定的引导作用。一般说来，高校的专任教师岗位聘任与晋升制度会同时兼顾教学和科研方面对专任教师的要求。同样，多数开设医疗保障本科专业的高校的岗位聘任与晋升制度亦是如此。教学型、科研型、教学科研型高校根据自身定位和发展目标对专任教师岗位聘任与晋升制度的教学和科研具体要求有所不同。调查中也有部分医疗保障专业负责人反映所在高校岗位聘任与晋升制度中的科研成果指标过高难以完成，还有部分医疗保障专业负责人反映教学指标量化不科学等，这些都反映出高校专任教师的岗位聘任与晋升制度还有进一步完善的空间。

10.1.3　绩效考核激励作用不充分

高校专任教师绩效考核的初心在于激发专任教师的教学、科研创新能力，从而提高人才培养质量。一般情况下，高校专任教师绩效考核以年度考核为主，即依据绩效考核完成情况计发年终奖金。调查结果显示，超过94%的医疗保障专业教师所在高校对专任教师绩效考核的内容包括"科学研究项目"和"课堂教学工作"，超过60%包括"师德师风表现"；相比之下，绩效考核内容包括"社会服务参与度""学生培养层次和数量""专业建设参与情况"等不超过46%。同时，在被调查的医疗保障专业教师中，超过半数的教师表示所在高校教师（绩效）考核制度存在"奖惩机制不到位，激励约束作用不明显"的问题。

奖励属于正强化，奖励的初衷是激励先进，鼓励创新；惩罚属于负强化，主要起到约束违规不良行为的作用。在优先使用正强化的前提下，必须将负强化作为相应的约束和保障，通过批评、处分、降级、不给或少给奖励等惩罚性负强化来约束和消除违反师德师风或（和）违反学校、国家规章制度的不良行为。一旦奖惩机制不到位，奖励过低就很难发挥激励先进、鼓励创新的作用，惩罚不足也很难发挥对违规和不良行为的约束和惩戒作用。同时，奖惩机制设计不合理，也难以发挥激励作用。例如，有医疗保障专业负责人反映，所在高校绩效考核中教师课时量只限于在学院内的授课课时，然而学院内授课课时往往达不到学校的奖励标准。为达到学校绩效考核要求的课时量，专业教师会增加理论课课时，这既减少了学生参与社会实践的机会，又减少了教师本人投入科研的时间，进而导致学生的实践课时数被压缩、教师科研成果不足等负面效应。

10.1.4　专业教师实践培训较缺乏

调查发现，目前开设医疗保障本科专业的高校对教师培训的内容主要集中于师德师风、专业理论知识、教学能力与科研能力培训，但医疗保障专业的特点强调实践应用性，这就对医疗保障专业教师的实践能力提出一定要求。目前教师培训的主体主要以高校为主，社会、企业参与度较低，且基本沿用与其他学科无差异的培训模式，培训设置比较缺乏操作性训练和前沿性知识，这可能会导致医疗保障专业理论课设计的教学内容较为死板、培养出的医疗保障专业人才与社会需求相脱节等问题。

调查显示，多数高校（占 79.3%）会根据教师不同发展阶段制定培训内容，但是医疗保障专业教师普遍缺乏在医疗保障相关企事业单位挂职锻炼的实践经历。教师专业化理论认为应根据教师职业生涯不同发展阶段安排相应的培训内容，即应结合社会对医疗保障专业人才的需求特征，对医疗保障专业教师开展有针对性的实践培训。教师一体化发展理论则进一步要求高校从教师终身职业发展过程去统筹安排培训内容，以免教师职前培养阶段与职后培训阶段的内容重复，提高培训效率与效果，即医疗保障专业教师的培养是一个连续的过程，应针对每位医疗保障专业教师的实际情况安排相应的实践培训内容。

10.1.5 师德师风建设的成效良好

调查显示，绝大多数医疗保障专业教师（占 91.8%）所在高校有师德师风建设相关文件，这表明绝大多数高校重视师德师风建设并且已经达到一定的学习及宣传效果。调查还发现，高达 63.6%的医疗保障专业教师认为所在高校的师德师风建设"非常有效"或"比较有效"，认为所在高校的师德师风建设"基本有效"或"完全有效"者仅占 2.1%，这说明医疗保障专业教师普遍认可所在高校的师德师风建设效果。

调查显示，开设医疗保障本科专业的高校普遍重视师德师风建设，并且已经取得了积极的成效。调查中发现，多数高校目前还处在教育部相关师德师风建设文件的学习和宣传阶段，少数高校开始着手征集意见并积极准备出台符合该校实际情况的师德师风建设文件，也有少数高校已经形成具有自身特色、针对性强的师德师风建设方案并开始试行。值得注意的是，有少数医疗保障专业教师反映"教育功利化倾向比较严重""制度文件形同虚设、执行不到位""制度文件空白或不规范"等问题依然存在。

10.1.6 专业教师存在职业倦怠感

调查显示，绝大多数（占 93.6%）的医疗保障专业教师满意目前的工作，同时高达 93.5%的医疗保障专业教师会感受到工作带来的成就感，高达 97.4%的医疗保障专业教师会感受到工作带来的自豪感，这些都表明绝大多数医疗保障专业教师的职业认同度较高。

尽管医疗保障专业教师对职业的认可度较高，但医疗保障专业教师的职业倦怠感也比较强。调查表明，高达 94.4%的医疗保障专业教师会在日常工作中感受到不同类型的倦怠感，其中超过半数（占 65.9%）反映自己在日常工作中"时常感到精疲力竭"，42.7%反映自己在日常工作中"经常会有挫败感"，

30.0%反映自己的"工作激情几乎耗尽"。研究表明，男性、正高级职称、获得过高层次人才称号、年均科研经费少（≤1万元）等特征的医疗保障专业教师的职业倦怠感比较强烈。较高的工作压力（尤其是科研压力）、难以完成绩效考核指标、有限的时间和精力、较复杂的人际关系等都会导致医疗保障专业教师的职业倦怠感。

既往研究也表明，我国有超半数的高校教师在实际工作中感到精疲力竭，超八成教师表示有过厌倦等职业倦怠感相关感受[83]。本次调查的研究结果和既往研究相似。这也提示高校教师普遍性存在着一定程度的职业倦怠感。有针对性地采取相应措施，如营造尊师重教的社会氛围、提高高校教师薪酬、改善教师福利、减轻绩效考核压力、改善工作环境等，都将有益于提升高校医疗保障专业教师的职业认可度并有效降低他们的职业倦怠感。

10.2 政 策 建 议

10.2.1 提升医保师资队伍质量

要加快医疗保障专业人才培养改革、提高医疗保障专业人才培养质量，医疗保障专业师资队伍是关键。尽管当前医疗保障专业教师数量和结构基本可以满足医疗保障专业教学和科研需要，但我国医疗保障专业教师的需求量依然比较大，尤其是具有国际化视野的、高层次的专业发展领军人才的缺乏可能是将来制约我国医疗保障专业和学科高质量发展的瓶颈问题。因此，大力培养和引进具有国际化视野的、高层次的专业发展领军人才是提升医疗保障专业师资队伍质量的关键。

首先，建立健全高校人才引进机制，加大人才引进力度。各高校可根据学校医疗保障专业发展和招生人数制订合理控制或增加医疗保障专业教师队伍的规划，建立医疗保障专业高层次人才绿色通道，引进跨学科的高学历青年教师，并妥善解决好引进人才的福利待遇、岗位设置、考核奖励、后续培养等问题。同时，引进行业内优秀高层次人才充实兼职教师队伍，建设一支相对稳定的具有丰富实践经验和较高教学水平的兼职教师队伍，持续优化教师队伍结构，提升医疗保障专业人才培养质量。

其次，构建合理科学的医疗保障专业教学团队。医疗保障专业教师队伍既要有本专业的理论基础、教学经验，还要有熟练的专业操作技能水平。各高校应根据学校专业特点打造一支凸显医疗保障的专业特性、理论功底深厚、实务经验丰富的教学团队，重视专业带头人、骨干教师和双师型教师三支队伍建设。同时，提高专职教师与兼职教师的互补性，形成教学团队合力。

最后，加强青年教师培养力度。青年教师是教师队伍中非常重要的力量。建议各高校将青年教师的聘选、培养、激励、保障等制度全面结合起来，通过各种青年教师发展项目来鼓励和支持医疗保障专业青年教师（特别是骨干教师和学术带头人）赴国内外知名高校访学和深造、参加国内外学术研讨交流、开展科研合作，同时加强实践能力培训，提升青年教师的国际学术视野和实务经验，打造一支高水平的医疗保障专业师资储备队伍。

10.2.2 完善岗位聘任与晋升制度

建设一支优秀的高校教师队伍的关键是科学合理的人事制度。新教师招聘、岗位聘任、职称晋升制度是人事制度改革的核心，是提高教师活力、竞争力的关键因素，因此必须完善教师聘任与晋升制度，高校相关管理部门制定人事制度相关政策时要兼顾激励因素与保健因素。

首先，新教师招聘应坚持公开、公平、公正的原则，面向国内外公开招聘，依据医疗保障专业的自身特色，进一步明确新教师招聘的要求和条件，新教师招聘的学历与学科背景要与医疗保障专业的发展方向相符，同时多引进一些具有医疗保障实务经验的应用型人才。此外，应根据专任教师的岗位任务和工作性质，对医疗保障专业教师进行分类管理。同时，适当增加医疗保障专业教师聘任岗位数量，依据医疗保障专业的短期和长期发展目标，按需设岗、按岗聘任。

其次，完善医疗保障专业教师职称晋升制度。目前，各高校制定的专任教师职称晋升条件和要求各有不同。例如，有的高校将副教授及以上职称分为教学型、科研型、教学科研型，教学型的主要指标是教学改革成果，科研型的主要指标涉及科研成果，教学科研型一般涉及基本教学要求指标和科研成果指标。尽管教学是高校育人的主要方式之一，但是科研可以反哺教学，科研可以提升学生的深入思考和解决问题的能力，是提升教学质量和专业人才质量的重要手段。教学是根基，科研是创新之源，只有两者相辅相成才能完成医疗保障专业人才的高质量培养。同时，专业建设与评估、专业招生宣传、实习基地建设等都是医疗保障专业人才培养的重要环节，也应作为职称晋升的考核指标之一。此外，各高校特点和办学类型有所不同，应依据教育部关于加强新时代高校教师队伍建设改革的相关指导意见，进一步完善同行专家评议机制，健全完善外部专家评审制度[84]。

总之，应进一步完善医疗保障专业教师职称晋升制度，统筹兼顾专任教师的教学和科研成果指标，同时应充分考虑专任教师在专业建设与评估、专业招生宣传、实习基地建设等方面的实际贡献指标。

10.2.3 强化绩效管理激励作用

建设一支高素质、创新型医疗保障专业师资队伍离不开科学合理的绩效管理体系。一个完整的绩效管理过程应该包括绩效计划、绩效实施和辅导、绩效考核、绩效反馈和绩效改进。绩效计划制订是绩效管理的基础环节，不能制订合理的绩效计划就谈不上绩效管理，绩效目标的制定是绩效计划的重中之重。然而，大多数高校在学科和专业建设目标制定过程中，普遍缺乏与广大专业教师们的积极沟通，往往以简单的任务分解和摊派方式下达，可能导致专业教师对学科和专业建设目标的认可度不足，对学科和专业建设过程中的自身定位不明晰。

同时，绩效实施环节中的辅导和沟通是绩效管理的重要环节，这个环节工作不到位，绩效管理将不能落到实处。高校专任教师的专业性和技术性很强，教学改革和科学研究项目的申报往往竞争激烈、获批难度较大，同时实验性的研究也存在实验结果不理想的可能性，积极的沟通和绩效辅导可以鼓励专任教师重试信心、激励他们发挥自己的潜力。积极的沟通和绩效辅导直接关系到绩效考核结果。

绩效考核是绩效管理的核心环节，绩效考核指标应兼顾过程指标、结果指标和质量指标等，然而当前多数高校的绩效考核指标多注重结果指标，不注重过程指标。高校的教学成果和科研创新往往需要长时间的积累，这也导致很多教师会出现年终一次性绩效奖励的"大小年"，即成果在某一年多一些，年终一次性绩效奖励就会大获丰收；在成果尚未发表或积累阶段，年终一次性绩效奖励可能就会寥寥无几。积累过程的漫长、可能失败甚至劳而无功的焦灼、相形见绌的年终绩效奖励、难以实现的绩效考核指标等，都可能加大高校专任教师的工作压力和职业倦怠感、降低他们的工作满意度和创新积极性。同样，绩效反馈和绩效改进应该紧随绩效考核之后，对每位专任教师进行反馈并帮助他们制订下一个阶段的改进计划。

绩效管理强调高校发展目标和专任教师个人目标的一致性，强调单位、团队和个人的共同成长，形成"多赢"局面。绩效管理体现的是"以人为本"的思想，在绩效管理的各个环节中都需要管理者和教职员工的共同参与。专业和学科发展都需要专任教师的深入参与和积极推动。然而，目前大多数高校采取的只是绩效管理其中的一个环节——绩效考核[85]，这可能导致无法充分发挥专任教师在专业和学科建设方面的积极性。因此，应建立健全医疗保障专业教师的绩效考核评价体系，应以高质量医疗保障专业人才培养为核心，全面考察教师在教学、科研、社会服务、创新实践等多维度的贡献。

同时，合理调整教学、科研、社会服务、创新实践等考核比重。教学和科研是高校对专任教师考核的主要内容，应根据不同岗位设置不同比重的考核机制，如教学科研型教师应兼顾教学与科研，教学型应以教学工作量和教学成果为主，科研型应以科研成果为主。不仅如此，师德师风的考核也值得高度重视。2019 年教育部等七部门已经发布了《关于加强和改进新时代师德师风建设的意见》[86]，应将教师师德师风相关指标纳入教师绩效考核指标体系中，坚持多元主体评价，以事实为依据，定性与定量相结合，提高绩效考核的科学性和实效性。

10.2.4　加强教师实践与培训工作

当前我国医疗保障改革进入深水区，医疗保障相关制度和规范正在不断完善过程中，医疗保障改革实践正在积极推进中。相对于其他专业，医疗保障专业的实践性很强，这就要求医疗保障专业教师的培训要做到与时俱进，并且将终身教育思想贯穿于医疗保障专业教师职业生涯，落实到医疗保障专业教师职业发展的各个阶段。

首先，根据教师教育一体化理论，应将医疗保障专业教师的职前教育、入职和在职培训进行统一规划，统筹安排医疗保障专业教师的培训课程，着重强调产学研合作，鼓励医疗保障专业教师多去医疗保障相关机构或单位培训和挂职锻炼。同时，应鼓励政府有关部门、医疗保障机构、医药企业等共同参与医疗保障专业教师的培训过程，将医疗保险实务等培训内容纳入医疗保障专业教师的培训课程体系，并分层次（初级、中级和高级）分别在职前教育、入职和在职培训等阶段进行。

其次，提升在职教师的实践教学能力。目前医疗保障专业教师的教学内容多为理论知识，但医疗保障专业的最大特点之一就是实践性，这就要求医疗保障专业教师根据社会对医疗保障专业人才的需求情况不断改进实践教学课程、提高实践教学能力。传统"满堂灌"的教学模式难以激发学生的学习兴趣，应采用混合式教学模式，在教学过程中增加模拟医疗保险实务操作的相关实践教学内容和环节，让学生将课堂知识与实践对接起来，提高学生解决实际问题的能力。

10.2.5　抓实师德师风建设工程

师德师风建设是一项系统工程，是一项长期而艰巨的工作，其建设机制是教育、自律、考核、激励、监督的有机结合和有效运行，最终目的在于优化教风，净化校风，提高教育质量，培养优秀人才[87]。师德师风建设的主要目标之一是预防师德师风不良事件的发生，同时对师德师风表现优秀的教师给予肯定、对师德师风表现较差的教师予以相应的惩罚。

师德师风教育是预防师德师风不良事件发生的重要方式，科学量化师德师风建设实施细则是关键。各高校应根据自身实际情况制定师德师风教育培训制度，完善师德师风教育培训体系，强化法治和纪律教育，把师德师风教育培训纳入教师职前培训、入职教育、在职培训全过程，贯穿教师职业生涯始终，使广大教师深刻领会和掌握高校教师职业道德规范的具体内容和详细要求，以此约束自身言行，树立良好职业形象。不仅如此，各高校应根据自身实际情况制定师德师风建设实施细则，制定细化的教师职业行为负面清单，将师德师风建设贯穿到教师管理全过程。

健全师德师风建设评价监督体系是确保师德师风建设实效的重要手段。各高校可根据自身实际情况构建以教师、学生、家长、同事、领导等共同参与的多元评价与监督主体，将定性评价和定量评价方法结合起来，形成一套兼顾显性和隐性指标的动态、综合评价指标体系。同时，要重视评价考核结果的运用，对师德师风表现优秀者予以大力弘扬与表彰，发挥榜样引领作用；对师德师风表现差的教师进行及时劝诫和引导，经劝诫仍不改正的严重失德、影响恶劣者要严格惩处[88]。

10.2.6　缓解专任教师职业倦怠感

高校教师职业倦怠不是一个简单的现象，它是社会、学校、教师个人等多因素共同作用的结果，需通过教师个人职业角色本位回归、完善教师成长机制、合理制定人事政策、优化内外部支持系统等相互之间匹配的手段，将高校教师职业倦怠转化为职业眷恋和职业幸福。

首先，应改善高校教师的主观支持环境，为高校医疗保障专业教师提供心理咨询和心理辅导，及时缓解压力、化解困扰、增强信心。应大力宣传优秀教师先进事迹、弘扬正能量，形成尊师重教的社会风气，不断提高教师社会地位，提升其职业自豪感。此外，高校应采取相关措施营造良好的学术氛围与和谐的工作环境，积极举办医疗保障专业教师休闲娱乐活动，帮助医疗保障专业教师舒缓工作压力，提升其职业认同感，降低职业倦怠感。

其次，应改善高校教师客观支持环境，适当提升高校专任教师薪酬待遇，优化绩效考核、聘任与晋升等机制。本书发现，高达 94.4% 的医疗保障专业教师均在日常工作中感受到不同类型的职业倦怠感，其中男性、正高职称、获得过高层次人才称号、年均科研经费少（≤1 万元）等特征的医疗保障专业教师的职业倦怠感比较强烈。各高校应根据自身实际情况统筹谋划薪酬、聘任与晋升、培训与考核等相关改革进程，改善医疗保障专业教师的工作环境，提高医疗保障专业教师的薪酬待遇水平，提升医疗保障专业教师的工作满意度和成就感，降低医疗保障专业教师的职业倦怠感。

10.3　研究总结

10.3.1　高校教师队伍建设基本要求

高校教师是我国专业技术人才队伍的重要组成部分，是推动国家教育事业发展和高层次人才培养的重要力量。近年来，习近平总书记多次就教师队伍建设工作发表重要讲话，强调要从战略高度来认识教师工作的极端重要性。2014 年 9 月 9 日，习近平总书记到北京师范大学慰问和看望教师，并再次强调"百年大计，教育为本。教育大计，教师为本"，他明确指出："努力培养造就一大批一流教师，不断提高教师队伍整体素质，是当前和今后一段时间我国教育事业发展的紧迫任务"[89]。

近年来，我国深入推进高校教师考核评价、教育教学、职称制度等改革，同时加强和推进师德师风建设，发布了一系列最新文件要求。笔者梳理了 2016～2020 年来我国高校教师队伍建设的重点要求，以"高校教师队伍""教师队伍建设"等为关键词进行文件搜索和筛选，整理出教育部 2016～2020 年发布的有关高等学校教师队伍建设的政策文件，主要包括新时代高等学校教师队伍建设、高校教师考核评价制度改革、加强和改进新时代师德师风建设、高等学校教师职称制度改革等内容，共 27 102 字。笔者采用 ROST CM6 软件对教育部 2016～2020 年发布的有关高等学校教师队伍建设的政策文件进行文本分析，制成关键词标签云，并提取出关键词词频前十位，分别为"教师""高校""评价""建设""师德""考核""教学""改革""教育""发展"，见图 10-1 和图 10-2。

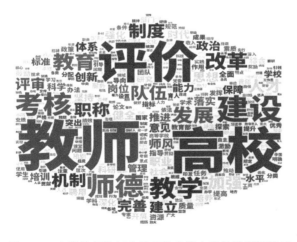

图 10-1　高校教师队伍建设相关政策文件关键词标签云

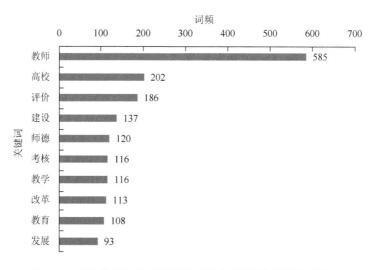

图 10-2　高校教师队伍建设相关政策文件关键词词频（前十）

有高质量的教师队伍，才会有高质量的教育。"十四五"期间我国持续破除教师发展深层次体制机制障碍，实现教师队伍从基本支撑向高质量支撑转型，把加强教师队伍建设作为基础工作来抓。为全面贯彻习近平总书记关于教育的重要论述和全国教育大会精神，深入落实中共中央、国务院印发的《关于全面深化新时代教师队伍建设改革的意见》和《深化新时代教育评价改革总体方案》，加强新时代高校教师队伍建设改革，2021 年 1 月 27 日，教育部等六部门印发了《关于加强新时代高校教师队伍建设改革的指导意见》（教师〔2020〕10 号），提出要建设一支高素质创新型的教师队伍，着力提高教师专业能力，推进高等教育内涵式发展。

这次改革主要提出了六个方面的政策举措：一是健全制度体系。保持高校教师现有岗位类型总体不变，设置教学为主型、教学科研型等岗位类型。同时，适应新时代教师队伍发展的需要，高校还可以根据自身发展的实际，设置新的岗位类型。二是完善评价标准。严把思想政治和师德师风考核，突出教育教学能力和业绩，推行代表性成果评价，克服唯论文、唯"帽子"、唯学历、唯奖项、唯项目等不良倾向。三是创新评价机制。结合学校特点和办学类型，针对不同类型、不同层次的教师，实行分类分层评价，完善同行专家评议机制，健全完善外部专家评审制度，探索引入第三方机构进行独立评价。同时，建立重点人才绿色通道，激发人才活力。四是落实自主评审。高校教师职称评审权直接下放到高校，由高校自主制定教师职称评审办法、操作方案，自主组织评审、按岗聘用，有条件的高校还可以探索实行教师职务的聘任改革，设置助理教授等职务。五是优化思想政治工作评审。将思想政治理论课教师职称评审纳入单列计划、单列标准、单独评审体系，强化教师思想政治工作要求，把课程思政建设情况和育人效果作为评价的重要内容。六是强调高校教师职称评审实行评聘结合[84]。

高校教师队伍是我国高层次人才队伍的重要组成部分，深化高校教师职称制度改革，是进一步加强高校教师队伍建设、推进高校治理体系和治理能力现代化，推动高等教育科学发展的重要举措。这需要人力资源和社会保障部与教育部协同合作，指导各地、各高校尽快制定具体的实施措施并设置更加合理的评价标准以科学、客观、公正评价，从而持续激发高校教师的积极性和创造力。2015 年 10 月，国务院出台《统筹推进世界一流大学和一流学科建设总体方案》（国发〔2015〕64 号），要求按照"四个全面"战略布局和党中央、国务院决策部署，坚持以中国特色、世界一流为核心，以立德树人为根本，以支撑创新驱动发展战略、服务经济社会发展为导向，坚持"以一流为目标、以学科为基础、以绩效为杠杆、以改革为动力"的基本原则，提出建设世界一流大学和一流学科的五大任务，其中居于首位的就是建设一流师资队伍[9]。

10.3.2 医疗保障专业人才培养需求

医疗保障制度是现代社会保障体系中减轻人民疾病医疗负担和提高全民健康素质的重要制度安排。党的十八大以来，全民医疗保障制度改革持续推进，在破解看病难、看病贵问题上取得了突破性进展。目前我国已建立了世界上规模最大的基本医疗保障网，截至 2020 年，参加基本医疗保险的人数为 136 131 万，参保率稳定在 95%以上[1]。随着我国社会主要矛盾转化为人民日益增长的美好生活需要和不平衡不充分的发展之间的矛盾，医疗保障制度改革进入发展与完善的新时期。

近年来我国持续深入推进医疗保障制度改革，建立健全中国特色医疗保障制度体系，在推进医疗保障信息化建设、医保支付方式改革，加强医保基金监管和医疗保障法治化等方面发布了一系列政策文件。2018 年 3 月 17 日，《国务院机构改革方案》决定组建国家医疗保障局，将人力资源和社会保障部的城镇职工和城镇居民基本医疗保险、生育保险职责，国家卫生和计划生育委员会的新型农村合作医疗职责，国家发展和改革委员会的药品和医疗服务价格管理职责，民政部的医疗救助职责整合，组建国家医疗保障局，作为国务院直属机构[56]。国家医疗保障局成立后，在医疗保障制度设计、医保标准化建设、医保科学控费、严防医保欺诈等方面采取了有力的举措并取得了重要进展。

为了解新时期我国医疗保障制度的改革重点，笔者于 2021 年 4 月在国家医疗保障局官方网站以"医疗保障改革""医疗保障人才"等为关键词进行文件搜索和筛选，整理出国家医疗保障局 2018～2020 年发布的有关医疗保障改革和人才培养的政策文件，主要包括深化医疗保障制度改革、推动医保高质量发展等内容，共 32 853 字，见图 10-3 和图 10-4。

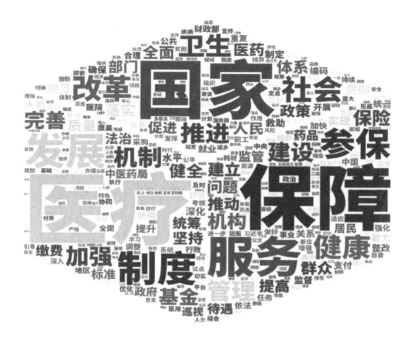

图 10-3 医疗保障改革发展相关政策文件关键词标签云

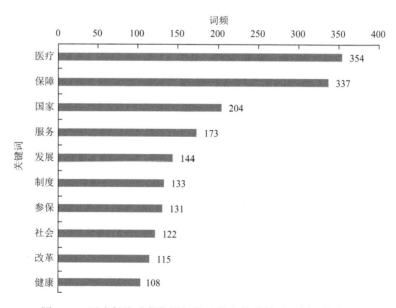

图 10-4 医疗保障改革发展相关政策文件关键词词频（前十）

笔者通过采用 ROST CM6 软件对国家医疗保障局成立后 2018～2020 年发布的有关医疗保障改革的政策文件进行文本分析，制成关键词标签云，并提取出关键词词频最高的前十位，发现关键词词频最高的前十位分别为"医疗""保障""国家""服务""发展""制度""参保""社会""改革""健康"。同时，国家医疗保障局高度重视医疗保障专业人才队伍建设并提出要提高标准化从业人员素质，优化知识结构，培养造就一支专业扎实、经验丰富的标准化人才队伍。这些都对我国高校医疗保障专业人才培养提出了更高要求。

10.3.3 医疗保障专业师资队伍建设展望

医疗保障事业的改革发展离不开医疗保障专业人才培养，一流的医疗保障专业人才离不开一流的医疗保障专业师资队伍。高校既是培养医疗保障专业人才的摇篮，也是医疗保障专业人才储备的重要来源和推进我国医疗保障事业深化改革的重要智力支撑。教师是教育发展的第一资源，是高校的核心竞争力，也是推进"双一流"建设事业发展的核心要素。高素质高水平的医疗保障专业师资队伍是确保医疗保障专业人才培养质量的关键。建设一支师德高尚、业务精湛、结构合理、充满活力的教师队伍，就必须推动教育优先发展、师资队伍建设优先发展。

根据我国高校医疗保障专业师资队伍建设实际情况，笔者将影响高校医疗保障专业师资队伍建设的主要影响因素分为外部环境因素和内部环境因素。外部环境因素主要涉及教育部等各级教育主管部门的高校师资队伍建设相关文件和政策支持，以及新时期我国医疗保障事业深化改革对高校医疗保障专业人才培养的新要求。内部环境因素主要是指各高校在医疗保障专业师资队伍建设的各个环节出台的文件及具体措施情况。外部环境因素只有通过内部环境因素的积极转化才能最终成为医疗保障专业师资队伍建设的有效推进力量。

基于前文的理论研究、政策分析和现场调查研究结果，无论从新时期我国医疗保障事业深化改革对高校医疗保障专业人才培养的新需求来看，还是从我国各级高等教育主管部门对高校医疗保障专业人才培养的新要求来看，标准化、专业化、国际化、复合型、"双师型"的一流师资队伍是我国医疗保障专业人才培养实现跨越式发展的关键要素，也是新时期我国医疗保障事业发展与完善、推进医疗保障现代化治理新征程的重要一环。

高校能否抓住外部环境支持带来的机遇积极制定和完善相关师资队伍建设文件、采取有效的医疗保障专业师资队伍建设措施是最终决定医疗保障专业师资队伍建设能否成功实现建设目标的关键。各高校应科学认识教师教育相关普遍性规律，依据各高校的实际情况，有针对性地制定文件和采取措施。例如，基于教师教育一体化理论，医疗保障专业教师的职业发展可以划分为职前、入职、职后阶段，因此，可以根据不同阶段的教师发展需要来有重点地开展教师培养与培训。教师入职前主要涉及人才引进、新教师招聘、师资数量及构成等，入职时重点在教师入职培训、薪酬制度和师德师风建设，在职教师应关注教师在岗培训、考核制度和职称晋升制度等。又如，根据双因素理论和强化理论，高校相关管理部门可以通过调整师资数量与结构、完善岗位聘任制度、强化教师培训与实践、加强考核激励、完善职称晋升制度等措施来强化或激励医疗保障专业教师提高工作效率与产出，同时可以通过健全师德师风监督机制和完善教师考核约束机制等来消除违反师德师风等不良行为。

参 考 文 献

[1] 国家医疗保障局. 2020 年全国医疗保障事业发展统计公报[EB/OL].
http://www.nhsa.gov.cn/art/2021/6/8/art_7_5232.html[2021-09-06].

[2] 国家医疗保障局. 2021 年全国医疗保障事业发展统计公报[EB/OL].
http://www.nhsa.gov.cn/art/2022/6/8/art_7_8276.html[2022-07-08].

[3] 中华人民共和国中央人民政府. 中共中央 国务院关于深化医药卫生体制改革的意见[EB/OL].
http://www.gov.cn/gongbao/content/2009/content_1284372.htm[2021-09-06].

[4] 新华网. 中共中央印发《深化党和国家机构改革方案》[EB/OL]. http://www.xinhuanet.
com/politics/2018-03/21/c_1122570517.htm[2021-09-06].

[5] 中华人民共和国中央人民政府. 中共中央 国务院关于深化医疗保障制度改革的意见[EB/OL].
http://www.gov.cn/zhengce/2020-03/05/content_5487407.htm[2021-09-06].

[6] 国家医疗保障局. 国家医疗保障局 2020 年法治政府建设情况报告[EB/OL].
http://www.nhsa.gov.cn/art/2021/3/31/art_25_4797.html[2021-09-06].

[7] 国家医疗保障局. 国家医疗保障局关于印发医疗保障标准化工作指导意见的通知[EB/OL].
http://www.nhsa.gov.cn/art/2019/6/27/art_37_1435.html[2021-09-06].

[8] 中华人民共和国教育部. 教育部关于公布 2019 年度普通高等学校本科专业备案和审批结
果的通知[EB/OL].http://www.moe.gov.cn/srcsite/A08/moe_1034/s4930/202003/t20200303_
426853.html[2021-09-06].

[9] 中华人民共和国中央人民政府. 国务院关于印发统筹推进世界一流大学和一流学科建设
总体方案的通知[EB/OL]. http://www.gov.cn/zhengce/content/2015-11/05/content_10269.htm
[2021-09-06].

[10] 中华人民共和国教育部. 教育部办公厅关于实施一流本科专业建设"双万计划"的通知
[EB/OL].https://www.gov.cn/zhengce/zhengceku/2019-12/03/content_5458035.htm[2019-04-02].

[11] 郑先平, 刘雅, 袁杰. 对我国医疗保险专业高等教育发展的思考[J]. 中国卫生事业管理,
2011（9）：705-708.

[12] 缪秀珍, 麻继源, 秦旭红, 等. 医疗保险专业人才培养过程中存在的问题探析[J]. 卫生职
业教育, 2019（5）：21-23.

[13] 廖满媚, 黄贤昌, 黄宏思. 构建医疗保险专业"互补双师组合型"教师队伍[J]. 重庆科技
学院学报（社会科学版）, 2012（13）：192-195.

[14] 徐义海, 张彩萍. 基于应用型人才培养模式的高校医疗保险专业课程体系改革研究[J]. 右
江民族医学院学报, 2015（5）：752-754.

[15] 汤质如, 李绍华, 龚玉洁, 等. 医疗保险专业本科教育差异化现状与发展策略研究[J]. 中
国卫生事业管理, 2019（6）：456-458.

[16] 俞彤. 基于复合型应用性为导向的高校医疗保险专业人才培养模式研究[J]. 通化师范学
院学报, 2018（5）：79-83.

[17] 钟波. 近代中国大学校长治校理念与中国高等教育近代化[D]. 湘潭：湘潭大学，2003.

[18] 罗新远. 中国高等教育发展历程、现状与挑战[J]. 西安文理学院学报（社会科学版），2021，24（3）：69-75.

[19] 赵庆年，李玉枝. 我国高等教育发展方式的演进历程、逻辑及展望[J]. 现代教育管理，2021（8）：34-42.

[20] 郑庆全，杨慷慨. 中国共产党发展高等教育的百年历程、成就与展望[J]. 大学教育科学，2021（2）：34-41.

[21] 汪华，孙霄兵. 中国高等教育 70 年：成就与政策[J]. 中国高等教育，2019（12）：7-9.

[22] 郭柏林，段从宇. "双一流"背景下 C9 高校师资队伍建设的校际经验——基于 2018 年度进展报告的分析[J]. 高等教育研究学报，2020，43（1）：35-44.

[23] 管春英，王加栋. 基于三摆耦合模型的高校师资队伍建设系统优化研究[J]. 系统科学学报，2022（1）：125-130.

[24] 王敬涛. "双一流"视角下的地方高校师资队伍建设——以辽宁省地方高校为例[J]. 沈阳大学学报（社会科学版），2021，23（1）：85-90.

[25] 姚岚，熊先君. 医疗保障学[M]. 2 版. 北京：人民卫生出版社，2013.

[26] 何文炯. 医疗保障深化改革与健康保险加快发展[J]. 中国保险，2020（3）：8-13.

[27] 吴冬梅. 大学教师人力资源管理[M]. 北京：首都经济贸易大学出版社，2014.

[28] Drucker P F. The Practice of Management[M]. New York：Harper Business，2006.

[29] Balkke E W. The Human Resources Function[M]. New Haven：Yale University，1958.

[30] 王辉. BOT 项目中的人力资源管理问题研究[D]. 武汉：华中师范大学，2020.

[31] 赫茨伯格 F. 赫茨伯格的双因素理论（修订版）[M]. 张湛，译. 北京：中国人民大学出版社，2016.

[32] Skinner B F. Contingencies of Reinforcement：A Theoretical Analysis[M]. New York：Appleton-Century-Crofts，1969.

[33] 徐红梅，王华，张同建. 斯金纳强化理论在隐性知识转化中的激励价值阐释[J]. 情报理论与实践，2015，38（5）：51-54.

[34] 曲梦汝. 中德高职院校教师专业化发展阶段与实现策略的比较研究[D]. 南京：东南大学，2015.

[35] 刘海宏. 教师专业化理论视角下的应用型院校"双师型"教师队伍建设[J]. 教育与职业，2019（2）：70-72.

[36] 许红梅，宋远航. 教师教育职前职后一体化研究的理论基础[J]. 佳木斯大学社会科学学报，2011，29（2）：93-95.

[37] 王正青. 探寻教师教育一体化改革的理论基础与实践路径——《教师教育一体化改革与体制创新》书评[J]. 教师教育学报，2018，5（5）：125.

[38] 代宝珍，周绿林. 医疗保险专业应用型高素质人才培养探讨[J]. 中国科教创新导刊，2011（28）：112-113.

[39] Marentič Požarnik B. Improving the quality of teaching and learning in higher education through supporting professional development of teaching staff[J]. Napredak：Časopis za Interdisciplinarna Istraživanja u Odgoju i Obrazovanju，2009，150（3/4）：341-359.

[40] Cardoso S，Tavares O，Sin C. The quality of teaching staff：higher education institutions' compliance with the European standards and guidelines for quality assurance——the case of

Portugal[J]. Educational Assessment，Evaluation and Accountability，2015，27（3）：205-222.

[41] Cowdery J E，Agho A. Measuring workload among health education faculty[J]. Californian Journal of Health Promotion，2007，5（3）：73-79.

[42] Dewey P，Duff S. Reason before passion：faculty views on internationalization in higher education[J]. Higher Education，2009，58（4）：491-504.

[43] McLean M，Cilliers F，van Wyk J M. Faculty development：yesterday，today and tomorrow[J]. Medical Teacher，2008，30（6）：555-584.

[44] Shrader S，Mauldin M，Hammad S，et al. Developing a comprehensive faculty development program to promote interprofessional education，practice and research at a free-standing academic health science center[J]. Journal of Interprofessional Care，2015，29（2）：165-167.

[45] Daumiller M，Stupnisky R，Janke S. Motivation of higher education faculty：theoretical approaches，empirical evidence，and future directions[J]. International Journal of Educational Research，2020，99：101502.

[46] Gappa J M，Austin A E，Trice A G. Rethinking Faculty Work：Higher Education's Strategic Imperative[M]. New York：Jossey-Bass，2007.

[47] Englander R，Holmboe E，Batalden P，et al. Coproducing health profession education：a prerequisite to coproducing health care services?[J]. Academic Medicine，2020（95）：1006-1013.

[48] Barradell S，Bell A. Is health professional education making the most of the idea of 'students as partners'? Insights from a qualitative research synthesis[J]. Advances in Health Sciences Education，2021，26（2）：513-580.

[49] 国家医疗保障局. 2021 年医疗保障事业发展统计快报[EB/OL]. http://www.nhsa.gov.cn/art/2022/3/4/art_7_7927.html[2022-03-26].

[50] 张晓山，党国英，陆雷，等. 深化农村经济政治体制改革——新形势下农村基层党风廉政建设研究报告[J]. 农村工作通讯，2008（16）：11-14.

[51] 郑功成，桂琰. 中国特色医疗保障制度改革与高质量发展[J]. 学术研究，2020（4）：79-86，177.

[52] 孙光德，董克用. 社会保障概论[M]. 6 版. 北京：中国人民大学出版社，2019.

[53] 中华人民共和国中央人民政府. 2013 年国务院政府工作报告[EB/OL]. http://www.gov.cn/test/2013-03/19/content_2357136.htm[2021-09-06].

[54] 中华人民共和国中央人民政府. 国务院关于整合城乡居民基本医疗保险制度的意见[EB/OL]. http://www.gov.cn/zhengce/content/2016-01/12/content_10582.htm[2021-09-06].

[55] 中华人民共和国中央人民政府. 国务院办公厅关于印发生育保险和职工基本医疗保险合并实施试点方案的通知[EB/OL]. http://www.gov.cn/zhengce/content/2017-02/04/content_5164990.htm[2021-09-06].

[56] 中华人民共和国中央人民政府. 国务院机构改革方案[EB/OL]. http://www.gov.cn/xinwen/2018-03/17/content_5275116.htm[2021-09-06].

[57] 邹长青，田月，郇波，等. 中国医疗保障制度发展的历史演进（1949 年～1978 年）——兼论医疗保障政策史[J]. 医学与哲学，2018，39（6）：81-86.

[58] 中华人民共和国中央人民政府. 国务院关于江苏省镇江市、江西省九江市职工医疗保障制

度改革试点方案的批复[EB/OL]. http://www.gov.cn/zhengce/content/2010-12/29/content_6461.htm[2021-09-06].

[59] 中华人民共和国中央人民政府. 国务院关于建立城镇职工基本医疗保险制度的决定[EB/OL]. http://www.gov.cn/banshi/2005-08/04/content_20256.htm[2021-09-06].

[60] 国家医疗保障局. 2020 年医疗保障事业发展统计快报[EB/OL]. http://www.gov.cn/guoqing/2021-04/09/content_5598659.htm[2021-09-06].

[61] 张自宽. 对合作医疗早期历史情况的回顾[J]. 中国卫生经济，1992（6）：21-23.

[62] 姚力. "把医疗卫生工作重点放到农村去"—毛泽东"六二六"指示的历史考察[M]//全国"毛泽东与 20 世纪中国社会的伟大变革"学术研讨会组委会. 毛泽东与 20 世纪中国社会的伟大变革（上）. 北京：中央文献出版社，2006：431-440.

[63] 廖藏宜. 中国医保建制改革 70 年[J]. 中国人力资源社会保障，2019（11）：28-31.

[64] 中华人民共和国中央人民政府. 中共中央 国务院关于进一步加强农村卫生工作的决定[EB/OL]. http://www.gov.cn/gongbao/content/2002/content_61818.htm[2021-09-06].

[65] 中华人民共和国中央人民政府. 国务院办公厅转发卫生部等部门关于建立新型农村合作医疗制度意见的通知[EB/OL]. http://www.gov.cn/zwgk/2005-08/12/content_21850.htm[2021-09-06].

[66] 中华人民共和国中央人民政府. 国务院关于开展城镇居民基本医疗保险试点的指导意见[EB/OL]. http://www.gov.cn/zwgk/2007-07/24/content_695118.htm[2021-09-06].

[67] 中华人民共和国中央人民政府. 六部门关于开展城乡居民大病保险工作的指导意见[EB/OL]. http://www.gov.cn/gzdt/2012-08/31/content_2214223.htm[2021-09-06].

[68] 中华人民共和国中央人民政府. 《关于开展城乡居民大病保险工作的指导意见》公布[EB/OL]. http://www.gov.cn/jrzg/2012-08/30/content_2213783.htm[2021-09-06].

[69] 中华人民共和国中央人民政府. 国务院办公厅关于全面实施城乡居民大病保险的意见[EB/OL]. http://www.gov.cn/zhengce/content/2015-08/02/content_10041.htm[2021-09-06].

[70] 中华人民共和国中央人民政府. 国务院办公厅转发民政部等部门关于建立城市医疗救助制度试点工作意见的通知[EB/OL]. http://www.gov.cn/gongbao/content/2005/content_63211.htm[2021-09-06].

[71] 褚方亮，王汝芬，唐云锋. 国内城市贫困人群医疗救助概况[J]. 社区医学杂志，2007（21）：40-41.

[72] 郭静，谢红莉. 我国城市医疗救助制度现状与改进措施[J]. 中国医院，2008（9）：40-43.

[73] 中华人民共和国中央人民政府. 关于进一步完善城乡医疗救助制度的意见[EB/OL]. http://www.gov.cn/zwgk/2009-06/22/content_1347163.htm[2021-09-06].

[74] 中华人民共和国民政部. 关于进一步加强医疗救助与城乡居民大病保险有效衔接的通知[EB/OL]. https://xxgk.mca.gov.cn:8445/gdnps/pc/content.jsp?mtype=1&id=116402[2021-09-06].

[75] 中国新闻网. 习近平：没有全民健康就没有全面小康[EB/OL]. https://www.chinanews.com.cn/gn/2016/08-21/7979460.shtml[2021-09-06].

[76] 中华人民共和国国家卫生健康委员会. 解读：《"健康中国 2030"规划纲要》[EB/OL]. http://www.nhc.gov.cn/guihuaxxs/s3586s/201610/a2325a1198694bd6ba42d6e47567daa8.shtml[2021-09-06].

[77] 中华人民共和国中央人民政府. 中华人民共和国国民经济和社会发展第十四个五年规划和 2035 年远景目标纲要[EB/OL]. http://www.gov.cn/xinwen/2021-03/13/content_5592681.

htm[2021-09-06].

[78] 中华人民共和国中央人民政府. 李克强主持召开国务院常务会议 审议通过"十四五"全民医疗保障规划等[EB/OL]. http://www.gov.cn/premier/2021-09/15/content_5637495.htm[2022-03-06].

[79] 中华人民共和国中央人民政府. 国家医保局详解《"十四五"全民医疗保障规划》:多层次 重治理 强服务[EB/OL]. http://www.gov.cn/zhengce/2021-09/30/content_5640421.htm[2022-03-06].

[80] 中华人民共和国中央人民政府. 国务院办公厅印发《"十四五"全民医疗保障规划》[EB/OL]. http://www.gov.cn/xinwen/2021-09/29/content_5640049.htm[2022-03-06].

[81] 国家统计局. 东西中部和东北地区划分方法[EB/OL]. http://www.stats.gov.cn/zt_18555/zthd/sjtjr/dejtjkfr/tjkp/202302/t20230216_1909741.htm[2021-06-15].

[82] 中华人民共和国教育部. 教育部关于印发《普通高等学校基本办学条件指标(试行)》的通知[EB/OL]. http://www.moe.gov.cn/srcsite/A03/s7050/200402/t20040206_180515.html[2022-02-20].

[83] 郑伟, 刘玉林. 基于复杂网络的高校教师职业倦怠热点研究[J]. 黑龙江高教研究, 2020, 38(6):50-55.

[84] 中华人民共和国教育部. 教育部等六部门关于加强新时代高校教师队伍建设改革的指导意见[EB/OL]. http://www.moe.gov.cn/srcsite/A10/s7151/202101/t20210108_509152.html[2021-09-10].

[85] 柳利峰. "双一流"背景下高校师资队伍建设的现状、问题与对策——基于21个省(市、区)"双一流"建设方案的文本分析[J]. 北京教育(高教), 2018(4):23-25.

[86] 中华人民共和国教育部. 教育部等七部门印发《关于加强和改进新时代师德师风建设的意见》的通知[EB/OL]. http://www.moe.gov.cn/srcsite/A10/s7002/201912/t20191213_411946.html[2021-09-10].

[87] 郑晓东, 肖军霞. 新形势下高校师德师风建设的时代价值与实践路径[J]. 思想理论教育导刊, 2019(8):147-151.

[88] 王继红, 匡淑平. 新时代高校师德师风建设的现实挑战与优化策略[J]. 思想理论教育, 2020(5):92-95.

[89] 人民网. 习近平:做党和人民满意的好老师——同北京师范大学师生代表座谈时的讲话[EB/OL]. http://cpc.people.com.cn/n/2014/0910/c64094-25629946.html?ivk_sa=1024320u[2021-09-06].

附录一　医疗保障专业负责人调查问卷

一、师资队伍信息

1.您所在的高校名称：_____，_____（学院），_____（教研室）

2.您所在专业的办学层次：

A. 具备学士学位授权点　　　　　　B. 具备硕士学位授权点

C. 具备博士学位授权点　　　　　　D. 以上皆无

3.您所在专业目前是（多选）：

A. 国家级一流本科专业　　　　　　B. 省级一流本科专业

C. 校级一流本科专业　　　　　　　D. 都不是

4.您所在专业已获批国家级一流本科课程有（若没有，填"无"）_____，或省级一流本科课程（若没有，填"无"）_____。

5.总的来看，您觉得该专业的发展前景是否乐观？

A. 很乐观　　　　　　　B. 乐观　　　　　　　C. 一般

D. 不太乐观　　　　　　E. 很不乐观

6.专业教师（含专业课、专业基础课）共计____人，男教师___人，女教师共___人；

正高级职称____人，副高级职称___人，讲师___人，助教____人；

硕士研究生导师____人，博士研究生导师____人

30岁及以下____人，31～40岁___人，41～50岁____人，51岁及以上___人；

最高学历本科及以下____人，硕士___人，博士____人；

国外获得学位____人，出国访学研修____人；

国家级高层次人才____人，省级高层次人才____人，市（县）级高层次人才____人，校级高层次人才____人；

最高学位为经济学____人，管理学____人，医学____人，其他____人。

7.2018～2020年，您所在专业共招聘了_____名新教师，

您所在专业教师年人均课时量为____课时，年人均科研经费___万元。

8.您觉得目前该专业的教师数量是否充足？

A. 是　　　　　　　　　　　　B. 否

9.您觉得该专业的教师综合素质和能力是否能满足现代医疗保障专业人才培养需求？

A. 是　　　　　　　　　　　　B. 否

10.贵校是否为该专业的教师参加国内外访学和进修等提供专项经费支持？

A. 是　　　　　　　　　　　　B. 否

11.您所在专业对教师年度考核的主要内容有哪些？您觉得是否对教师具有激励作用？

_____

_____

12.贵校的聘任与晋升要求主要包括什么？您觉得能否促进教师队伍结构优化？

_____

_____

13.贵校是否根据教师不同发展阶段制定培训内容？这些培训能否提升教师综合素质？

_____

_____

_____

14.您如何评价贵校医疗保障教师队伍的师德师风建设情况？

A. 非常好　　　　B. 较好　　　　　C. 一般

D. 较差　　　　　E. 非常差

15.您如何评价贵校医疗保障专业的师资队伍建设整体效果？

A. 非常好　　　　B. 较好　　　　　C. 一般

D. 较差　　　　　E. 非常差

16.贵校医疗保障师资队伍建设未来规划重点将放在哪些方面？（多选）

A. 师资数量　　　B. 师资结构　　　C. 师资水平　　　D. 薪酬制度

E. 考核制度　　　F. 聘任与晋升制度　　　　　　　G. 教师培训

H. 师德师风建设

I. 其他_____（请填写）

二、本科生教育

（一）贵校医疗保障专业招生情况

专业名称_____，开办年份_____

专业学制＿＿＿＿＿＿年，授予学位类别＿＿＿＿＿＿＿＿＿＿＿＿＿＿

每年招生规模（人）2020 年＿＿＿＿＿ 、2019 年＿＿＿ 、2018 年＿＿＿＿

生源来源（全国、省内）＿＿＿＿＿＿，志愿情况（第一志愿占比%）＿＿＿

生源批次（本一、本二）＿＿＿＿＿＿，招生要求（文、理科）＿＿＿＿

（二）人才培养情况

毕业学生数（人）2020 年＿＿＿＿＿＿ 、2019 年＿＿＿＿＿＿ 、2018 年＿＿＿＿

毕业生就业率 2020 年＿＿＿＿＿ 、2019 年＿＿＿＿＿ 、2018 年＿＿＿＿＿

就业去向（由多到少排列）＿＿＿＿、＿＿＿＿、＿＿＿＿、＿＿＿＿

（三）专业实习情况

专业实习单位（医保局、医院、其他）＿＿＿＿、＿＿＿＿、＿＿＿＿

所占学时/学分数＿＿＿＿＿＿＿＿

（四）实验教学情况

实验室名称＿＿＿＿＿＿＿＿＿＿＿＿＿＿＿、＿＿＿＿＿＿＿＿

教学软件名称＿＿＿＿＿＿＿＿＿、＿＿＿＿＿＿＿＿＿、＿＿＿＿＿＿

三、硕士研究生教育

（一）贵校医疗保障专业研究生教育基本情况

专业名称＿＿＿＿＿＿＿＿＿＿，开办年份＿＿＿＿＿＿＿＿＿

专业学制＿＿＿＿＿＿＿年，授予学位类别＿＿＿＿＿＿＿＿＿＿

（二）招生情况

每年招生规模（人）2020 年＿＿＿ 、2019 年＿＿＿＿＿＿、2018 年＿＿＿＿

志愿情况（第一志愿占比%）＿＿＿＿＿

初试科目（专业课）＿＿＿＿＿＿、＿＿＿＿＿

复试科目＿＿＿＿＿＿＿＿

（三）2018～2020 年贵校医疗保障专业研究生培养情况

毕业学生数（人）2020 年＿＿＿＿＿ 、2019 年＿＿＿＿＿ 、2018 年＿＿＿＿＿

毕业生就业率 2020 年＿＿＿＿＿ 、2019 年＿＿＿＿＿ 、2018 年＿＿＿＿＿

就业去向（由多到少排列）＿＿＿＿＿、＿＿＿＿、＿＿＿＿、＿＿＿＿

您对医疗保障专业设置和师资队伍建设还有哪些建议？

_____

_____

_____

_____

附录二 医疗保障专业课程授课教师调查问卷

一、个人基本信息（请在答案后打√）

1.您的性别

A. 男　　　　　　　　　　B. 女

2.您的年龄（周岁）

A. 30 岁及以下　　B. 31～40 岁　　C. 41～50 岁　　D. 51 岁及以上

3.您的最高学历是：

A. 本科及以下　　　　　B. 硕士　　　　　　　C. 博士

4.您的最高学历毕业于：（多选）

A. 国外高校（请填写校名）＿＿＿＿＿＿

B. 原"985"高校

C.原"211"高校

D. "双一流"高校

E. 综合性大学

F. 单科性院校（如医学院校）

G. 民办高校

5.您的最高学位类别：

A. 哲学　　　　B. 经济学　　　　C. 法学　　　　D. 教育学

E. 文学　　　　F. 历史学　　　　G. 医学　　　　H. 管理学

I. 理学　　　　J. 工学　　　　K. 军事学　　　　L. 农学

6.您的职称：

A. 初级　　　　　B. 中级　　　　　C. 副高级　　　　D. 正高级

7.您的婚姻状态：

A. 单身　　　　　B. 已婚　　　　　C. 离异　　　　　D. 丧偶

8.您从事医疗保障专业教育的工作年限：

A. 5 年及以下　　B. 6～10 年　　C. 11～20 年　　D. 20 年及以上

9.您获得的高层次人才称号级别有：（多选）

A. 国家级　　　　B. 省级　　　　C. 市（县）级

D. 校级　　　　　E. 以上皆无

10.您是否有出国留学或访学研修经历？

A. 是　　　　　　　　　　　　　　B. 否

11.您是贵校医疗保障专业负责人吗？

A. 是　　　　　　　　　　　　　　B. 否

12.您的岗位类型：

A. 教师岗　　　　　B. 行政岗　　　　C. 双肩挑　　　　D. 其他

13.2020 年您的税前年总收入为

A. 小于 3.6 万元　　　　B.3.6 万～14 万元　　　C.14.1 万～30 万元

D.30.1 万～42 万元　　　E.42.1 万～66 万元　　　F.66.1 万～96 万元

G. 大于 96 万元

14.您对您的收入水平感到满意吗？

A. 非常满意　　　　B. 比较满意　　　C. 一般

D. 不太满意　　　　E. 非常不满意

15.您对税前年总收入（元）的期望值是：

A.3.6 万～14 万元　　　　B.14.1 万～30 万元　　　C.30.1 万～42 万元

D.42.1 万～66 万元　　　　E.66.1 万～96 万元　　　F. 大于 96 万元

二、专业建设相关信息

16.年均科研经费为_____万元。

17.您所在专业的最高办学层次：

A. 具备学士学位授权点　　　　　　B. 具备硕士学位授权点

C. 具备博士学位授权点　　　　　　D. 以上皆无

18.您现在是：

A. 硕士研究生导师　B. 博士研究生导师　C. 以上都不是

19.您了解贵校的新教师招聘制度吗？

A. 非常了解　　　　　B. 比较了解　　　　　　C. 一般

D. 不太了解　　　　　E. 完全不了解

20.您认为贵校的新教师招聘制度合理吗？

A. 非常合理　　　　　B. 比较合理　　　　　　C. 一般

D. 不太合理　　　　　E. 非常不合理

21.您觉得所在专业新教师招聘时是否存在如下偏好？（多选）

A. 偏好男性教师　　　　B. 偏好博士学位　　　　C. 偏好经济管理学科

D. 偏好应届生　　　　　E. 偏好有工作经验者　　F. 偏好高颜值

G. 偏好科研成果丰硕者　　　H. 偏好名牌大学毕业生

I. 其他_____（请填写）

22.您了解贵校的在职教师岗位聘任制度吗？

A. 非常了解　　　　　　　B. 比较了解　　　　　　C. 一般

D. 不太了解　　　　　　　E. 完全不了解

23.您认为贵校的在职教师岗位聘任制度合理吗？

A. 非常合理　　　　　　　B. 比较合理　　　　　　C. 一般

D. 不太合理　　　　　　　E. 非常不合理

24.您觉得贵校的在职教师岗位聘任制度还存在哪些问题？（多选）

A. 岗位设置结构不合理　　　　　B. 岗位设置数量不足

C. 岗位职责不明确　　　　　　　D. 岗位考核标准不明确

E. 其他_____（请填写）

25.您了解贵校的职称晋升制度吗？

A. 非常了解　　　　　　　B. 比较了解　　　　　　C. 一般

D. 不太了解　　　　　　　E. 完全不了解

26.您认为贵校的职称晋升制度合理吗？

A. 非常合理　　　　　　　B. 比较合理　　　　　　C. 一般

D. 不太合理　　　　　　　E. 非常不合理

27.您觉得贵校的职称晋升制度还存在哪些问题？（多选）

A. 职称晋升标准不明确　　　B. 职称晋升规定不合理

C. 职称晋升要求条件太高　　D. 职称晋升名额太少

E. 其他_____（请填写）

28.2016～2020 年，您参加过哪些校内培训？（多选）

A. 新教师岗前培训

B. 教材建设相关培训

C. 课程建设相关培训

D. 教育教学资源运用相关培训

E. 英语、计算机运用等职业技能培训

F. 教育方法技能类培训

G. 师德师风教育培训

H. 骨干教师相关培训

I. 以上皆无，参加的其他培训_____

29.2016～2020 年,您参加过哪些省级及以上与专业相关的校外培训？（多选）

A. 教材建设相关培训

B. 课程建设相关培训

C. 英语、计算机运用等职业技能培训

D. 专业教育方法技能类相关培训

E. 师德师风教育培训

F. 教师发展相关培训

G. 以上皆无，参加的其他培训_____

30.您所在高校对教师的（绩效）考核内容主要包括：（多选）

A. 课堂教学工作

B. 科学研究项目

C. 师德师风表现

D. 社会服务参与度

E. 学生培养层次和数量

F. 专业建设参与情况

G. 其他_____（请填写）

31.您认为贵校的专业教师考核制度合理吗？

A. 非常合理   B. 比较合理   C. 一般   D. 不太合理   E. 非常不合理

32.您觉得贵校的专业教师考核存在哪些问题？（多选）

A. 教学、科研或师德师风等考核标准难以达到

B. 考核流于形式，难以形成竞争氛围

C. 奖惩机制不到位，激励约束作用不明显

D. 考核结果没有与教师晋升发展挂钩

E. 其他_____（请填写）

33.您了解教育部相关师德师风文件吗？

A. 非常了解   B. 比较了解   C. 一般

D. 不了解   E. 完全不了解

34.您所在高校是否制定了师德师风相关文件？

A. 有   B. 无   C. 不清楚

35.您觉得您所在高校的师德师风建设效果如何？

A. 非常有效   B. 比较有效   C. 一般

D. 基本无效   E. 完全无效

36.从制度建设层面，您觉得您所在高校的师德师风建设存在哪些问题？
（多选）

A. 制度文件存在空白或不规范问题

B. 制度文件形同虚设、执行不到位

C. 师德师风建设意识淡薄

D. 师德师风建设态度敷衍

E. 教育功利化倾向比较严重

F. 以上皆无

37.从教师群体层面，您觉得您所在高校的教师师德师风存在哪些问题？（多选）

A. 教师思想政治素质普遍不高

B. 教师为人师表意识比较淡薄

C. 教师对待学生态度普遍比较敷衍

D. 存在教师欺凌学生等不良现象

E. 其他_____（请填写）

F. 以上皆无

38.您对目前的工作感到满意吗？

A. 非常满意　　　　　　B. 比较满意　　　　　C. 一般

D. 不太满意　　　　　　E. 非常不满意

39.您是否感觉到工作带来的成就感？

A. 经常　　　　　　　　B. 偶尔　　　　　　　C. 一般

D. 基本没有　　　　　　E. 从未有过

40.您是否为您的工作感到自豪？

A. 经常　　　　　　　　B. 偶尔　　　　　　　C. 一般

D. 基本没有　　　　　　E. 从未有过

41.日常工作中，您是否会感觉到_____（多选）

A. 从未感到倦怠

B. 工作激情几乎耗尽了

C. 时常感到精疲力竭

D. 经常会有挫败感

E. 学生常把问题归咎于我

F. 其他_____（请填写）

42.日常工作中，您是否会（多选）

A. 有清晰的教学目标和教学框架

B. 引导学生提升知识水平、强化专业技能

C. 采用课程思政方式培养学生道德品行

D. 主动将现代信息技术运用于课程教学

E. 不断创新教学方式、方法和手段

F. 紧跟国内外前沿不断更新教学内容

G. 其他_____（请填写）

43.日常工作中，您会（多选）

A. 关爱学生，尊重学生　　　　　B. 培养学生正确的政治立场、理想信念

C. 培养学生的终身学习能力　　　D. 培养学生对国家和民族的自豪感

E. 培养学生的社会责任感　　　　F. 教导学生遵守宪法和法律

G. 培养学生良好的个人品行和职业道德

H. 培养学生良好的团队合作意识　　I. 正面积极引导学生心理健康

J. 平等对待每一个学生

K. 觉得教师只是课堂上教授学生知识而已

L. 认为不是自己指导的学生与自己无关

M. 认为下课后学生做什么和老师无关

N. 廉洁从教、为人师表　　　　　O. 尽力帮助学生解决各种困难

44.您认为哪些措施可以加强医疗保障专业师资队伍建设？（多选）

A. 降低新教师招聘条件

B. 提高医疗保障相关教师的福利待遇（薪酬）

C. 积极引进海内外优秀人才，优化师资队伍结构（构成）

D. 加大外籍优秀教师和专家引进的工作力度（聘任）

E. 科学创新在岗教师岗位聘任和职称晋升相关制度

F. 完善教师职业发展通道相关制度安排（晋升）

G. 加强教师后备人才梯队培养和培训（培训）

H. 鼓励教师参加国内外高水平培训及研修项目

I. 建立具有专业特色的绩效考核与激励机制（考核）

J. 加强师德师风建设，打造高素质教师队伍

K. 构建医疗保障专业教师培养标准认证体系

L. 其他建议＿＿＿＿＿＿＿＿＿＿＿＿＿＿＿＿＿＿＿＿（请填写）

三、人才培养相关信息

45.您认为当前我国对医疗保障专业人才的社会需求状况如何？

A. 社会需求不断增长　B. 社会需求保持平稳　C. 社会需求有所降低

46.您认为当前我国高校医疗保障本科专业人才培养规模如何？

A. 不能满足社会需求　B. 基本适应社会需求　C. 数量超过社会需求

47.您认为有无必要独立设置医疗保障本科专业？

A. 有必要　B. 一般　C. 不必要

48.您认为有无必要独立设置医疗保障专业硕士学位（二级学科）？

A. 有必要　B. 一般　C. 不必要

49.贵校在读大学生高考前报考医疗保障专业的意愿如何？

A. 意愿较强　B. 意愿一般　C. 意愿较低

50.您了解到的本校医疗保障本科专业毕业生的就业情况如何？

A. 就业满意度较高　B. 就业满意度一般　C. 就业满意度较低

51.您认为您所在专业对本科生各类课程模块的毕业学分要求如何？

课程模块	学分要求过高	学分要求适度	学分要求过低
通识教育课程			
专业基础课程			
专业课程			
实验实践环节			

52.请您对下列课程模块在医疗保障专业基础课程设置中的必要性进行评价，请在 1～5 分之间赋值，分值越高，则必要性越强。

课程模块	1	2	3	4	5
医学类课程					
经济学类课程					
管理学类课程					
社会学类课程					
保险学类课程					

53.请您对下列课程模块在医疗保障专业课程设置中的必要性进行评价，请在 1～5 分之间赋值，分值越高，则必要性越强。

课程模块	1	2	3	4	5
卫生政策与管理类课程					
社会医疗保险类课程					
商业健康保险类课程					

54.请您对下列医疗保障专业课程设置的必要性进行评价，请在 1～5 分之间赋值，分值越高，则课程开设的必要性越强。

课程模块	1	2	3	4	5
卫生经济学					
卫生事业管理学					
卫生政策学					
卫生法学					
卫生监督学					
医院管理学					
药物经济学					
社会保险学					
医疗保险学					
医疗保险统计学					
医疗保险基金管理					
医疗保险支付方式					
医疗保险国际比较					
健康保险学					
健康保险营销学					
健康保险法律制度					
健康保险市场调查与预测					
健康保险核保与理赔					

55.除上题所列举的医疗保障专业课程外，您认为还有必要开设哪些专业课程？

_____

_____

56.您所在专业本科生开展的专业实习主要包括哪些内容？具有哪些特色？

_____

_____

57.您所在专业是否开展了国家级或省级一流本科课程建设申报（不论是否获批），属于哪一课程类型？（多选）

A. 线下课程　　B. 线上课程　　C. 线上线下混合式课程　　D. 社会实践课程

E. 虚拟仿真实验教学课程

58.您所在专业申报建设一流本科课程的课程名称为_____

59.请您对医疗保障专业下列就业去向的重要程度进行排序。

医疗保险管理部门

商业健康保险机构

医疗卫生服务机构

其他公共管理部门

其他商业保险机构

60.您对医疗保障专业设置和师资队伍建设还有哪些建议？

_____

_____

_____

后 记

本专著是代宝珍教授及其研究团队对我国医疗保障教育领域一般规律的探索性研究，是国家医疗保障研究院重点项目（YB2020A01）研究成果之一。本专著系统性梳理了我国医疗保障专业人才培养和师资队伍建设相关理论、政策和实践进展，并基于实证研究数据对我国医疗保障专业师资队伍建设的现况和存在的问题进行了深入的剖析，结合教育部和医疗保障局等行政和行业主管部门对医疗保障人才培养和师资队伍建设的新要求，提出我国医疗保障专业师资队伍建设的路径。

作者主持完成的国家自然科学基金青年项目获国家自然科学基金管理委员会结题项目绩效评估"特优"，研究成果获第二届江苏省人力资源社会保障优秀科研成果一等奖、江苏省教育教学与研究成果奖（高校哲学社会科学研究类）二等奖、江苏省哲学社会科学优秀成果奖三等奖、镇江市哲学社会科学优秀成果奖一等奖、江苏省教学成果奖二等奖等，并被 *CHINA DAILY*（《中国日报》）、《商业周刊》（美国）、《参考消息》、*China Medical News*（《中华医学信息导报》）及参考消息网、健康报网、搜狐网、网易、中国医疗保险杂志官方网站、新医改评论网等数十家国内外媒体报道。

本专著由中央高校基本科研业务费专项资金资助出版，相关项目研究得到了医疗保障领域相关部门领导和专家的指导和支持，全国近 40 所开设医疗保障本科专业的高校的医疗保障专业教师和专业负责人参与了问卷调查和访谈，硕士研究生欧文慧、马月霞、廖昕等分别参与了文献整理、现场调研、数据整理与分析等工作，武汉大学毛宗福教授、东南大学巢健茜教授等国内外知名学者对本专著提出了宝贵的建议。在本专著即将出版之际，作者及其研究团队对以上组织和个人表示衷心的感谢和由衷的敬意！